Inhalt

Inhalt

Stufen

Wie jede Blüte welkt und jede Jugend
dem Alter weicht, blüht jede Lebensstufe,
blüht jede Weisheit auch und jede Tugend
zu ihrer Zeit und darf nicht ewig dauern.

Es muss das Herz bei jedem Lebensrufe
bereit zum Abschied sein und Neubeginne,
um sich in Tapferkeit und ohne Trauern
in andre, neue Bindungen zu geben.

Und jedem Anfang wohnt ein Zauber inne,
der uns beschützt und der uns hilft, zu leben.

Wir sollen heiter Raum um Raum durchschreiten,
an keinem wie an einer Heimat hängen,
der Weltgeist will nicht fesseln uns und engen,
er will uns Stuf' um Stufe heben, weiten.

Kaum sind wir heimisch einem Lebenskreise
und traulich eingewohnt, so droht Erschlaffen.
Nur wer bereit zu Aufbruch ist und Reise,
mag lähmender Gewöhnung sich entraffen.

Es wird vielleicht auch noch die Todesstunde
uns neuen Räumen jung entgegensenden,
des Lebens Ruf an uns wird niemals enden ...
Wohlan denn, Herz, nimm Abschied und gesunde!

Hermann Hesse

Vorworte

Demenz ist eines der zentralen Themen unserer Gesellschaft. Ein extremes Thema. Demenz löscht im schwersten Stadium bei den Betroffenen auf der kognitiven Ebene viele, vielleicht sogar alle anderen Themen aus, ersetzt sie mit „Leere". Es widerspricht unseren Lebenserfahrungen, einen Menschen als „Leere" wahrzunehmen. Wir suchen auch in der Begegnung mit Menschen mit Demenz nach einem Anknüpfungspunkt für das „Du". Vielleicht suchen wir auf der falschen, auf der kognitiven Ebene. Kann man mit kognitiver Leere kommunizieren? Oberflächlich, materialistisch gesehen, wohl kaum, aus emotionaler, spiritueller, mystischer Sicht vielleicht schon. Die Begegnung mit Menschen mit schwerster Demenz wirft uns zurück auf uns selbst.

Der Schweizer Schriftendesigner Adrian Frutiger sagte einmal, bei der Gestaltung einer neuen Schrift achte er weniger auf die schwarzen Flächen der Buchstaben, sondern mehr auf die weiße Leere dazwischen. Die Leere wird zu einem sinnvollen, konstitutiven Teil des Ganzen.

Die Literatur zum Thema Demenz ist unübersichtlich groß. Sie erstreckt sich von Autobiografien im frühen Stadium der Demenz bis zu Publikationen im Bereich der neurobiologischen Grundlagenforschung. Das vorliegende Buch von Brigitta Schröder liegt irgendwo dazwischen. Die Diakonisse, die zur Schwesternschaft des Diakoniewerkes Neumünster gehört, lässt uns teilhaben an ihren reichen Erfahrungen in der Begleitung von Menschen mit Demenz und am Wissen, das sie sich in diesem Zusammenhang erworben hat. Sie bietet praktische Ermunterungen für Angehörige, für zivilgesellschaftlich Engagierte und professionell Betreuende, die mit Menschen mit Demenz zu tun haben. Noch mehr aber regt der Text zum Nachdenken über zentrale Themen des Lebens an und über die Leere zwischen ihnen, die vielleicht doch zum Leben als Ganzem dazugehört.

Neujahr 2010
Dr. Werner Widmer
Direktor der Stiftung Diakoniewerk Neumünster – Schweizerische Pflegerinnenschule, Zollikerberg, Schweiz

Brigitta Schröder hat ihre Erfahrungen, die sie im Umgang mit Menschen mit Demenz über lange Zeit erworben hat, in dieser Schrift zusammengefasst. Der Text atmet, er ist lebendig und man kann eine Menge aus der Lektüre lernen. Im Kern lenkt Brigitta Schröder den Blick auf das, was wichtig ist, wenn man mit der Demenz zu tun hat: Es sind nicht zuerst oder allein die medizinisch-pflegerischen Handlungen, sondern es sind die sozialen, einfühlsamen Aspekte, die zählen. „Jeder Mensch ist wertvoll in seinem Dasein und in jeder Lebensphase" lautet die Devise der Autorin.

Ich wünsche diesem Text „Blickrichtungswechsel" viele Leserinnen und Leser.

Gießen, 28.2.2010
Prof. Dr. Dr. Reimer Gronemeyer
Theologe und Soziologe Universität Gießen

Einleitung

Diese Texte zu schreiben, hat sich nach meiner Teilnahme an einem Workshop mit dem Titel „Ich nehme dich wahr – Sterbebegleitung bei Menschen mit Demenz" ergeben. Gemeinsam mit Diplom-Sozialpädagogin Sabine Brée, die mich motiviert hat, meine Gedanken und Erfahrungen in Worte zu fassen, sind die ersten Schritte zu diesem Buch entstanden. Unter anderem haben mir Alltagsbegleiter Erfahrungen zur Verfügung gestellt. Die gewählte „Ichform" gibt dem Text Lebendigkeit.

Meine zusammengestellten Aufzeichnungen sind an Begleitende, Angehörige und vielseitig Interessierte gerichtet, die mit Fragen und Herausforderungen der Demenz in Berührung kommen oder in ihrem Alltag in aller Härte damit konfrontiert werden. Meine Gedanken öffnen Wege, entfalten Kreativität und Fantasie, um eine eigene, individuelle Haltung zu suchen, zu überprüfen und zu finden. Dies ermöglicht, Menschen mit Demenz im Alltag wertschätzend zu begleiten, zu fördern und zu unterstützen.

Menschen mit Demenz unterliegen gravierenden Einschränkungen. Zwischenmenschliche Kontakte sind anders zu gestalten, dadurch entwickelt sich gegenseitige Bereicherung.

Begleitende Menschen sollen durch meine Aufzeichnungen ermutigt werden, für sich selbst gut zu sorgen, damit sie den Herausforderungen gewachsen sind und bleiben. Neben allem Belastenden kann sich durchaus ein persönlicher Gewinn ergeben. „Lernen mit und von Menschen mit Demenz" ist für die heutige, oft kopflastige und nach Profit und Erfolg strebende Gesellschaft kaum denkbar. Einen Blickrichtungswechsel vorzunehmen, um dem Sein statt dem Tun, dem Immateriellen statt dem Materiellen Raum zu geben, ist eine Voraussetzung für diese neue Sichtweise, die zu einer persönlich bereichernden Haltung führen kann und die des steten Einübens bedarf.

Mein Anliegen ist, mich mit den Lesern in einen inneren Dialog und durch ein verständnisvolles Miteinander auf einen gegenseitig befruchtenden Weg zu begeben. Ich bin Schweizerin, lebe seit 1971 in Deutschland und gehöre der Diakonissen-Schwesternschaft Neumünster an. Sie ist der Ursprung der heute renommierten Stiftung „Diakoniewerk Neumünster – Schweizerische Pflegerinnenschule", Zollikerberg/Zürich, die sich mit Fragen des Alterns und der Demenz in ethischer, wissenschaftlicher und spiritueller Sicht beschäftigt sowie sich in Fortbildung und Praxis auseinandersetzt und einen interdisziplinären Dialog fördert.

Altersfragen haben mich schon immer fasziniert. In den 1970er-Jahren habe ich das Altenheim „Ruhrgarten" in Mülheim an der Ruhr eröffnet und die ersten Spuren in der Altenarbeit hinterlassen. Meine langjährige Freundin Martha Soltek, von Beruf Prokuristin in einem metallverarbeitenden Unternehmen, hat mich nach ihrer Pensionierung über Jahre in meinem Berufsleben nachhaltig begleitet und unterstützt. Sie ist um die Jahrtausendwende an einer Demenz erkrankt. Wir wohnten und lebten miteinander in ihrer Stadtwohnung. Ich habe sie auf ihrer letzten Wegstrecke begleiten können. Die Farbkompositionen dieses Bucheinbandes hat Martha Soltek in dieser gemeinsamen, mich herausfordernden Zeit, während ihrer Erkrankung gestaltet. Die Konfrontation mit ihrer Persönlichkeitsveränderung hat mich veranlasst, mich mit dem Thema Demenz intensiver auseinanderzusetzen. Martha Soltek hat mir durch ihre Erkrankung die Tür zur Residenz „Nova Vita" in Essen geöffnet. Hatte ich Termine in der Schweiz wahrzunehmen, verbrachte sie ihre Kurzzeit- und Verhinderungspflege in dieser Institution. Dieser Kontakt zur Residenz „Nova Vita" war mein Einstieg in die Begleitung von Menschen mit Demenz. Regelmäßig besuche ich die Bewohner dieser Institution und biete wöchentliche Gesprächskreise sowie vierteljährliche, spirituelle „Sternstunden" an.

Die Residenz „Nova Vita" ist seit 2008 Kooperationspartner von „Innovative Qualifikation in der Alltagsbegleitung" (IQA), die ihren Stammsitz in Bad Arolsen hat. Ich bin gebeten worden, an der Qualifikation von Alltagsbegleitern mitzuwirken.

Meine Aufzeichnungen sollen nicht in die wissenschaftliche Auseinandersetzung mit dem Thema „Demenz" oder die oft beschriebenen, sozialtherapeutischen Konzepte und autobiografischen Erfahrungen eingereiht werden, sondern finden ihren Platz beim Schwerpunkt Ethik, Individualität und Kreativität. Meine Gedanken und Aussagen sind aus der Praxis für die Praxis. Sie dienen, Menschen mit Demenz in ihrem Sosein und Verhalten vorurteilsfrei zu begegnen. Ich lade jeden ein, Mut und Neugier aufzubringen, hinter dem befremdlichen Verhalten dementer Menschen ihre Fähigkeiten zu entdecken und zu erlernen, sich in ihrer Seins-Ebene frei und ungewohnt zu bewegen. Das ist der Blickrichtungswechsel, der mir wichtig ist. Jedem einzelnen Gesprächspartner danke ich persönlich für die Unterstützung beim Lesen, beim Strukturieren, bei Korrekturen, für kritische Nachfragen und für alle erhaltenen Anregungen.

Eine chinesische Legende

Es gab einmal einen Bauern, dessen Pferd davonlief. Dabei handelte es sich um eine herrliche, preisgekrönte Stute. Sofort kamen die Nachbarn, um dem Bauern ihr Mitleid über den herben Verlust auszusprechen: „Du bist sicher sehr traurig?", sagten sie, doch der Bauer antwortete nur: „Vielleicht."

Und eine Woche später kam die Stute zurück und brachte fünf wilde Pferde mit. Wieder kamen die Nachbarn, diesmal zur Gratulation. „Du bist jetzt sicher sehr glücklich?", sagten sie und wieder antwortete der Bauer: „Vielleicht."

Am nächsten Tag versuchte der Sohn des Bauern, auf einem der Wildpferde zu reiten. Er wurde abgeworfen und brach sich ein Bein. „So ein Pech!", sagten die Nachbarn. „Vielleicht", antwortete der Bauer.

Drei Tage später kamen Offiziere ins Dorf, um Soldaten zu rekrutieren. Sie nahmen alle jungen Männer mit, eben nur den Sohn des Bauern nicht, weil er für den Kriegsdienst untauglich war.

1. Wissenswertes über Demenz

In diesem Abschnitt werden theoretische und wissenschaftliche Kenntnisse nur kurz skizziert, um Zusammenhänge aufzuzeigen, die zu einem besseren Verständnis von Menschen mit Demenz und Verhaltensweisen ihnen gegenüber führen können. Theorie und Praxis ergänzen sich.

1.1. Demografische Entwicklung

Die Deutsche Alzheimer Gesellschaft e. V. hat die Epidemiologie der Demenz im Internet veröffentlicht und auf Folgendes hingewiesen: In Deutschland leben über eine Million Menschen mit Demenz und jährlich kommen etwa 250.000 Neuerkrankungen hinzu. Einer neuesten Studie zufolge wird sich die Zahl der Menschen mit Demenz in Deutschland bis zum Jahre 2050 nahezu verdoppeln.

Bei den über 90-Jährigen ist schon mehr als jeder Dritte erkrankt. Geschlechts- oder geografische Unterschiede sind nicht zu erkennen. Es ist nicht zwangsläufig so, dass jeder, der betagt ist, an Demenz erkrankt. Die Altersweltrekordlerin, die Französin Jeanne Calment, erfreute sich zu ihrem 116. Geburtstag bei bester Gesundheit an einem Glas Sherry. Die Dame ist 122 Jahre alt geworden. Diese Ausnahme ist ein Beispiel dafür, dass es nicht unabwendbar dazu kommt, im Alter an Demenz zu erkranken.

Die Überalterung unserer Bevölkerung sowie die Zunahme von Demenzerkrankungen geht alle an. Eine Haltung mit neuer Sichtweise ist zu entwickeln. Menschen mit Demenz gehören zur Gesellschaft, haben Rechte, brauchen Unterstützung in ihrem Sosein und benötigen eine akzeptierende, wertschätzende Haltung mit entsprechendem Umfeld.

1.2.   Menschen mit Demenz in unserer Gesellschaft

„Alzheimer lässt grüßen!" Dieser Ausspruch wird oft leichtfertig eingesetzt. Wird etwas vergessen, ist ein Gegenstand nicht auffindbar oder wird ein Wort nicht umgehend gefunden, kommt es schnell zu dieser Äußerung. Alzheimer ist eine Form von Demenz.

Demenz, lat.: dementia, „ohne Geist" bzw. mens = Verstand, de = abnehmend, wird übersetzt mit „ent-geistigt". Vom Geist verlassen, ohne Geist, ist eine harte, einseitige, kurzsichtige Umschreibung und schreit nach Veränderung. Redewendungen, die darauf hinweisen, dass diese Lebensform menschenunwürdig oder ein „Lebendig-tot-Sein" ist, können nicht akzeptiert werden. Diese Erkrankung erzeugt Verluste, dennoch sind Menschen mit Demenz wertvolle Mitglieder der Gesellschaft. Die Würde des Menschen geht nicht verloren. Sie ist unantastbar. So steht es geschrieben im Grundgesetz der Bundesrepublik Deutschland.

Die Angst vor Menschen mit Demenz löst oft Distanzierung, Abgrenzung, Unsicherheit und Hilflosigkeit aus. Wie können wir dieser Angst begegnen und die Begegnung zwischen dementen und nicht dementen Menschen positiv stärken? Der Kern aller Anstrengungen, die Gruppe erkrankter Menschen adäquat zu begleiten, liegt im Selbstwert derjenigen Personen, die mit ihnen zusammen sind. Menschen mit Demenz haben andere Kompetenzen. Sie eröffnen uns neue Lernfelder. Mitmenschen, die sich selber wertschätzen, können ihnen gegenüber Neugier und Lernbereitschaft entwickeln und Zugang zu dieser fremden, ungewohnten Seins-Ebene finden.
Eine notwendige Voraussetzung für die Begleitung eines Menschen mit Demenz ist die Fähigkeit, für sich selbst gut sorgen zu können, um den unbekannten Herausforderungen und veränderten Lebenssituationen gewachsen zu bleiben.
Der Autonomieverlust der Begleitpersonen während der Betreuung von Menschen mit Demenz kann zu einer wachsenden Selbstentfremdung und Gesundheitsgefährdung führen. Es ist wichtig, gesundheitsschädigende und kräftezehrende Situationen zu vermeiden und ihnen frühzeitig entgegenzuwirken. Alle Begleitenden sind aufgefordert, Überforderungen zu unterlassen, sich nicht in die Fallen des Helfersyndroms zu begeben, auch keine Aufopferungshaltung einzunehmen oder sich von Mitleidsgefühlen überschwemmen zu

lassen. Die schmerzhaften, schweren Belastungen durch das kaum verstehbare Verhalten dieser Menschen werden dadurch nur vergrößert. Pflegende Angehörige sind oft gesundheitlich gefährdeter als die Betroffenen. Schuldgefühle und perfektionistische Ansprüche an sich selbst und Andere verstärken diesen Zustand.
– Unperfekt ist perfekter als perfekt. –

Gespräche mit dem Hausarzt oder qualifiziertem Fachpersonal frühzeitig in Anspruch zu nehmen, ist entlastend und bringt Verständnis für diese oft unverständliche Situation. Das rechtzeitige Einholen von Informationen sowie Kontakte mit der Internationalen Alzheimer Gesellschaft, die über hervorragende Kenntnisse, umfassende Gesprächskompetenz sowie flächendeckende Vernetzung verfügt, sind als Informationsquelle unverzichtbar.

Die Inanspruchnahme von Selbsthilfegruppen oder Treffen für Angehörige, Tageseinrichtungen und Besuchsdienste wirken in dieser kritischen, bedrückenden Lebenslage entlastend.

Menschen mit Demenz sind kaum noch über die kognitive Ebene zu erreichen. Diskussionen, Streitgespräche und Rechthaberei sind im Kontakt mit ihnen zu vermeiden, von Überzeugungshandlungen und Klärungsversuchen gilt es, sich zu distanzieren und zu verabschieden. Aussagen wie „Mutter, das kennst du doch, das haben wir doch immer so gemacht!" oder „Mutter, das habe ich dir soeben erklärt!" sowie „Mutter, das weißt du doch!", sind zu vermeiden.

Eine enorme Herausforderung ist der zwangsläufige Rollentausch in der Eltern-Kind-Beziehung oder zwischen Ehepartnern. Menschen mit Demenz verlieren ihre Selbstständigkeit und Eigenverantwortung. Sie sind in einem Stadium wie Kleinkinder, die handlungsunfähig, wehrlos, schutzbedürftig, abhängig, unsicher und auch häufig ängstlich sind. Wärme, Zärtlichkeit und einfühlsame Zuwendungen sind existenziell. Das bezeichne ich als emotionale Nahrung. Wird diesen Veränderungen und Bedürfnissen nicht Rechnung getragen, suchen sich Menschen mit Demenz einen Ausgleich durch herausforderndes Verhalten, wie Aggressionen oder depressiven Rückzug. Die gravierende Persönlichkeitsveränderung der eigenen Eltern oder des Partners mitzuerleben, ist eine besonders beklemmende Tatsache. Es braucht viel Bereitschaft und Mut, einen solchen Rollentausch anzunehmen und einzuüben, um sich auf dieser fremdartigen Ebene zu bewegen und durch einen Blickrichtungswechsel unerwartete Möglichkeiten zu entdecken.

Damit Integration und Wertachtung der Betroffenen gestärkt werden, sind auf der anderen Seite Isolation und Degradierung zu unterlassen. Wer Unterstützung durch Familienmitglieder, Freunde, Nachbarn oder den Besuchsdienst annimmt, schafft sich wesentliche Entlastung, denn die Freiräume dienen zum „Auftanken" der eigenen Kräfte. Dies kommt wiederum dem Betroffenen zugute. Es heißt: „Wenn es mir gut geht, geht es auch meiner Umgebung gut." Menschen mit Demenz haben einen ausgeprägten Spürsinn für Echtheit, Authentizität und das Bedürfnis, als Person gesehen, beachtet, angenommen und wertgeschätzt zu werden. Sie nur auf die Rolle des Empfangenden zu reduzieren, ist keine Basis für ein wertschätzendes Miteinander. Über den Verlust der früheren Fähigkeiten entwickeln diese Menschen neue Ausdrucksformen und Kompetenzen, die zu sehen, zu beachten, zu fördern, zu verstärken und zu loben sind. Menschen mit Demenz haben Fähigkeiten, die ihnen mit Hilfe von aufgeschlossenen, lernbereiten Begleitenden ungeahnte Lebensqualität ermöglichen. Diese neue Sichtweise erleichtert es, Unbekanntes zu entdecken, damit zu experimentieren und sich von Normen und Prägungen zu verabschieden. Ein Blickrichtungswechsel mit dem Schwerpunkt:
– Mehr leben statt pflegen. –

Jede Lebensphase ist voller Geheimnisse, gefüllt mit täglichen Überraschungen, Entfaltungsmöglichkeiten und Lernchancen. Das äußere Bild der älteren Generation hat sich grundlegend verändert. Bunt, attraktiv, mit modischer Eleganz bewegt sich diese Altersgruppe. Wir sollten uns von der Anti-Aging-Haltung, von der Zauberformel „Für ewig jung" verabschieden. Anti-Aging ist Anti-Living. Die Aufgabe im Alter ist, Veränderungen an Körper, Seele und Geist bejahend anzunehmen, ihnen Raum zu geben, um unbekannte Dimensionen zu entdecken, um auf das Lebensende hin zu wachsen und zu reifen. Äußere Eingrenzungen können zur inneren Weite führen, wenn die Bereitschaft vorhanden ist, diesen Blickrichtungswechsel vorzunehmen.

Menschen mit Demenz, so tönt es immer wieder, sind für die Gesellschaft kostenintensiv, für die Angehörigen und das Betreuungspersonal eine drückende Belastung, was zum Burn-out-Syndrom der Beteiligten führen kann. Solchen Gedanken und Sichtweisen ist kein Raum zu geben. Ältere Menschen, auch solche mit Demenz, geben unserer Gesellschaft wertvolle Beiträge und Denkanstöße durch ihr Sosein. Der ungewohnte Blickrichtungswechsel ermöglicht, die Lebensphase des Alters sowie Menschen mit Demenz neu zu entdecken, zu erleben und von ihnen zu lernen.

Die Schwierigkeit, Menschen mit Demenz zu verstehen, liegt darin, dass über den Verlust der geistigen Fähigkeiten auch die Wahrnehmung, das Erleben und das Verhalten beeinträchtigt werden. Die Persönlichkeit dieser Menschen ändert sich ebenso wie die innere Vorstellung von der Welt, der Umgebung und den Mitmenschen. Je fortgeschrittener die Demenz ist, desto mehr befinden sich diese Menschen in ihrer eigenen Welt. Sie haben ihre innere Uhr verloren. Es setzt eine starke Persönlichkeit voraus, sich in die Welt dieser Menschen, sich auf ihre Daseinsebene zu begeben, um sie adäquat zu begleiten. Wer diesen Weg wagt, beginnt zu staunen und wird dankbar für Kleinigkeiten. Im täglichen Umgang mit dementen Menschen sollten sich die Bezugspersonen bewusst sein, dass sie selbst noch die Kompetenzen haben, die bei diesen Menschen bereits versiegt sind.

Begleitende

- haben Erinnerungsvermögen
- besitzen Urteilsfähigkeit
- können Strukturen entwickeln und planen
- haben Überblick
- sind vorausschauend
- verwenden Erfahrungen
- steuern und kontrollieren Emotionen

Menschen mit Demenz

- agieren impulsiv, spontan
- sehen nur den Augenblick, leben in der Gegenwart
- vergessen Vergangenheit und Zukunft
- handeln ohne innere Kontrollinstanzen, z. B. Gewissen, Schamgefühl
- reagieren auf der Basis ihrer Gefühle, nicht auf der Basis von Überlegungen
- leiden unter Gedächtnis- und Orientierungsstörungen
- verlieren ihr Kurzzeitgedächtnis, sowie Denk- und Urteilsvermögen
- haben eine gestörte Körperwahrnehmung
- verlieren die Fähigkeit zu abstraktem Denken, z. B. rechnen, schreiben, planen
- erleben Störungen in der räumlichen Wahrnehmung (Sturzgefahr)
- erleben Störungen in der akustischen Wahrnehmung (Schreckhaftigkeit)
- können sich immer weniger konzentrieren
- können ihr Leben im Alltag immer weniger bewältigen

In den ersten Phasen der Demenz reagieren betroffene Menschen unterschiedlich stark auf die Abnahme ihrer Fähigkeiten und der Zunahme von Unzulänglichkeiten. Solche Veränderungen führen zu Identitätskrisen. Werden die neuen Begrenzungen nicht beachtet und Defizite nicht ausgeglichen, kommt es zu Symptomen wie Unruhe, Ängstlichkeit und auffallendem Verhalten. Das ist der Nährboden für beginnende Depressionen.

Menschen mit Demenz sind sozialisiert und haben individuelle Prägungen. Sie brauchen keine Erziehung und Zurechtweisung, sondern eine vorurteilsfreie, einfühlsame, wohlwollende und verständnisvolle Zuwendung und eine tolerante, akzeptierende Haltung mit familiären Strukturen, in denen sie sich geborgen fühlen.

„Alt-Sein ist eine ebenso schöne Aufgabe wie Jung-Sein. Ein Alter, der das Alt-Sein nur hasst und fürchtet, ist kein würdiger Vertreter seiner Lebensstufe. Um als Alter seinen Sinn zu erfüllen und seiner Aufgabe gerecht zu werden, muss man mit dem Alter und allem, was es mit sich bringt, einverstanden sein, man muss, ‚Ja' dazu sagen."

nach Hermann Hesse

1.3. Diagnose und Verlauf

Im frühen Stadium einer Demenz treten häufig folgende Symptome auf:

- Verlegen von Gegenständen
- Vergesslichkeit
- Lese-, Schreib- und Wortfindungsstörungen
- Orientierungs- und Zuordnungsstörungen
- Reduzierter Antrieb, Gemütsschwankungen, Depression
- Persönlichkeits- und Verhaltensänderungen
- Misstrauen, herausforderndes Verhalten
- Störungen der Affektkontrolle
- Störungen des Sozialverhaltens
- Angst, Zwangs- und Wahnvorstellungen
- Motorische Störungen, eingeschränkte Bewegung
- Verminderung der Alltagsbewältigung

- Schwierigkeiten bei komplexen Aufgaben
- Reduzierung des Urteilsvermögens
- Verminderung des logischen Denkens

Bestehen mehrere dieser Störungen über mindestens sechs Monate und sind sie so ausgeprägt, dass sie das tägliche Leben beeinträchtigen, sind das Anzeichen für eine beginnende Demenz. Treten Störungsmerkmale einzeln oder nur vorübergehend auf, so geben sie keinen Hinweis auf eine beginnende dementielle Veränderung. Auch junge Menschen vergessen, verlegen und haben Gemütsschwankungen. Eine wertfreie Beobachtung seitens des Partners, der Angehörigen, der Freunde und Bekannten ist sinnvoll. Angst, Abwehr und Verdrängung helfen nicht weiter. Sich frühzeitig mit diesen Phänomenen auseinanderzusetzen führt zu Angstabbau und dient der Frühdiagnose. Erlebnisse mit besonderen Auffälligkeiten sollten mit Datum und Uhrzeit protokolliert werden, um die Diagnose zu erleichtern. Im Frühstadium der Demenz ist das Spektrum der Symptome noch unvollständig, deshalb leisten Beobachtungen und dokumentierte Situationen gute Dienste.

Bei Beginn einer Demenz sollten die Betroffenen mit den Angehörigen in Überlegungen und Entscheidungen bezüglich ihrer Erkrankung einbezogen werden, um ihre Bedürfnisse zu erfragen und verborgene Wünsche zu erfüllen. Eine frühzeitige Diagnose ermöglicht eine verantwortungsbewusste Lebensplanung, die testamentarische Erklärungen und Vollmachten beinhaltet.

Treten Unsicherheiten auf, so sollte vertrauensvolle Klärung durch professionelle Gesprächspartner gesucht werden. Sich beim Kaffeeklatsch über Sorgen und Ängste zu unterhalten oder von Bekannten Ratschläge entgegenzunehmen, bewirkt nur kurzfristige Entlastung.

Es braucht Mut, den Begriff „Demenz" in die eigenen Überlegungen aufzunehmen und sich damit auseinanderzusetzen. Ein möglicher erster Schritt ist, im Internet Informationen über den Verlauf einer Demenz zu recherchieren. Die Angebote im Internet sind unüberschaubar groß. Hilfreiche Informationen sind nur schwer von überflüssigen zu unterscheiden. Dies führt häufig zur Überforderung. Bedeutend mehr Mut verlangt es, Menschen in einer Beratungsstelle aufzusuchen oder sich über den Hausarzt für Tests in einer Memory-Klinik oder Gedächtnis-Sprechstunde anzumelden. Dieser entscheidende Schritt bringt oft schnelle und dauerhafte Entlastung und ist zu empfehlen.

Eine beginnende Demenz wird oft durch emotionale Spannungen und Konflikte belastet. Das Nicht-Wahrhaben-Wollen, die Weigerung, sich auf Veränderungen einzulassen, ist ein langwieriger, oft mit zwischenmenschlichen Auseinandersetzungen besetzter Prozess. Das gesunde Gegenüber sollte keine Zeit verlieren, sondern die gemeinsam verbleibende Lebenszeit einfühlsam gestalten und mit Leben erfüllen, Lebensqualität fördern und ungewöhnliche Grenzüberschreitungen wagen. Quälende Sinnfragen tauchen auf. Die Bereitschaft, sich auf die Seins-Ebene der Menschen mit Demenz zu begeben, kann Antworten auf solche Fragen bringen. Es liegt an uns, einen Blickrichtungswechsel vorzunehmen, der uns die schwierige Situation deutlich erleichtern kann. Aus einem halbleeren Glas wird aus unserer veränderten Perspektive ein halbvolles. Ich bin Gestalter meines Lebens und Herr über meine Gedanken, Gefühle und mein Tun.

– Krisen werden Chancen. –

Ronald Reagan hat 1994 in einem offenen Brief bekanntgegeben, dass bei ihm die Alzheimer-Krankheit festgestellt wurde. Er verabschiedete sich von der Öffentlichkeit mit den Worten: „Ich beginne nun die Reise in die Abenddämmerung meines Lebens." Durch dieses Bekenntnis hat Reagan positiv und wesentlich dazu beigetragen, dem Thema „Alzheimer" in der Öffentlichkeit Raum zu geben.

Als Folge der Erkrankung distanzieren sich betroffene Familien häufig aus Scham von ihrem gesellschaftlichen Umfeld. Das ist kein guter Weg. Menschen mit Demenz gehören in unsere Mitte. Sie und ihre Angehörigen benötigen besondere Wertachtung, Integration und Gelegenheit, über die Erkrankung zu sprechen. Empathische Anteilnahme mildert den Schrecken vor der Persönlichkeitsveränderung.

„Gefahr erkannt, Gefahr gebannt", lautet eine alte Volksweisheit. Nach diesem Prinzip versuchen Wissenschaftler zu handeln, wenn sie sich mit dem Problem der Demenz auseinandersetzen. Die Differenzialdiagnose ermöglicht frühzeitige Maßnahmen, um eine manifeste Demenz zu lindern oder die schwerwiegenden Folgen wie Pflegebedürftigkeit so lange wie möglich hinauszuzögern. Je früher und eindeutiger die Diagnose durch einen Facharzt oder die Memory-Klinik ist, umso gezielter kann eine individuelle Therapie ansetzen. Der Behandlungsansatz wird individuell ausgewählt und festgelegt. Sozialtherapeutisches Vorgehen statt medikamentöser Maßnahmen steigert die Lebensqualität der Betroffenen in ihrem Umfeld.

Häufig treten gravierende Beziehungsschwierigkeiten auf, bevor eine Demenz diagnostiziert wird. Ein gesunder Ehepartner wird vermeintlich als Patient mit psychischen Störungen angesehen und stationär aufgenommen. Erst der Blick auf die Familiensituation und Klärung der Verhaltensstörungen des vermeintlich gesunden Partners können zu einer Diagnose führen.

Die Tochter eines Pfarrers hat mir Folgendes anvertraut: Sie und ihre Geschwister erleben zwischen ihrem älter gewordenen Vater und ihrer Mutter zunehmende Beziehungsstörungen, die in unerklärlichen Streit münden. Gemeinsam entscheiden die erwachsenen Kinder, sich diesem schwierigen Thema nicht anzunehmen, weder nachzufragen, sich einzumischen noch zu intervenieren. Die Mutter benötigt nach einiger Zeit ärztliche Behandlung mit der Folge, dass sie in die Psychiatrie eingewiesen wird. Bei der Untersuchung wird festgestellt, später diagnostiziert, dass sich beim Ehemann eine Demenz schleichend entwickelt hat. Seine Erkrankung ist die Ursache der psychischen Störungen der Ehefrau, die nach einer kurzen Zeit der Behandlung gesund entlassen wird.

– Hinschauen, nicht weggucken! –

Immer wenn du meinst, es geht nicht mehr,
kommt von irgendwo ein Lichtlein her,
dass du es noch einmal wieder zwingst
und von Sonnenschein und Freude singst,
leichter trägst des Alltags harte Last
und wieder Kraft und Mut und Glauben hast.

Volksmund

1.4.   Bildhafte Darstellung

Demenz wird heute, unabhängig von der Ursache, als ein im Verlauf des Lebens auftretender Verlust der geistigen Leistungsfähigkeit bezeichnet, die so stark ist, dass die Fähigkeit, Alltagsaktivitäten durchzuführen, verloren geht.

Grundsätzlich ist jeder Verlauf einer Demenz einzigartig und benötigt eine entsprechend individuelle Vorgehensweise. Das Geschehen kann grob in drei Stadien eingeteilt werden, die mithilfe dieser drei Baumbilder verdeutlicht werden.

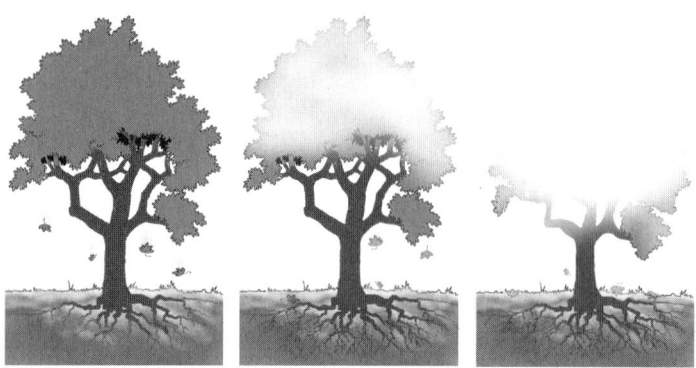

Abb. 1.1: Bildhafte Darstellung der Demenz
Frühes Stadium: Baumkrone verdünnt sich
Mittleres Stadium: Baum verliert Zweige und Äste
Spätes Stadium: Baumstumpf steht auf Wurzeln

Im frühen Stadium verändert sich die Baumkrone. Im Vordergrund stehen Störungen des Kurzzeitgedächtnisses, der Orientierung und der Wortfindung. Der Alltag kann weitgehend selbstständig bewältigt werden. Bei Geldangelegenheiten oder Organisationsfragen entstehen Überforderungen. Gedächtnisstörungen und die Empfindung des eigenen defizitären Verhaltens nehmen die Betroffenen bewusst war, deshalb gibt es Phasen des Unglücklichseins, der Traurigkeit, der Resignation bis hin zur Depression. Diesem Schmerz Raum zu geben, ihn zuzulassen, kann auffallendes Verhalten, Angst und Rückzug mildern. Die Betroffenen fühlen sich dadurch verstanden, angenommen und bejaht in ihrem sich verändernden Zustand. In diesem Stadium werden Defizite häufig überspielt. Es ist eine Phase des Findens, Erkennens, bestenfalls der Akzeptanz. Diskussionen, Streitgespräche und Rechthaberei erschweren diesen Prozess.
Im mittleren Stadium verliert der Baum Zweige und Äste. Die Einschränkung der Alltagsbewältigung nimmt zu. Mahlzeiten zuzubereiten verursacht Schwierigkeiten. Das eigenverantwortliche Handeln wie Einkaufen oder Bedienung von Haushaltsgeräten ist kaum noch möglich. Gefahrenzonen vergrößern sich. Selbst- und Fremdgefährdungen nehmen zu. Die zeitliche, örtliche und persönliche Orientierung ist gestört. Der Tag-Nacht-Rhythmus kann sich verändern durch Unrast, Umtriebigkeit und Bewegungsdrang. Sich selbst, Angehörige und Bezugspersonen zu erkennen, wird immer schwieriger.
Im späten Stadium der Demenz ist nur noch ein Baumstumpf auf den Wurzeln vorhanden. Pflegebedürftigkeit und Kontrollverluste

stehen im Vordergrund. Die Sprache der Betroffenen beschränkt sich auf Laute, die häufig zusammenhangslos eingesetzt werden. Hilflosigkeit nimmt zu, eine Betreuung rund um die Uhr ist angesagt. Seitens der Begleitenden können nonverbale Sprache, Berührungen, Redewendungen und vertraute Sprichwörter (siehe Anhang) unterstützend eingesetzt und Äußerungen gezielt herausgelockt werden. Das verschafft dem Menschen mit Demenz ein Persönlichkeitsprofil und stärkt sein Selbstwertgefühl.

Die Darstellung der „Fünf Säulen der Identität" nach Hilarion Gottfried Petzold (1993) dient der einfühlenden, verstehenden und unterstützenden Begleitung der Menschen mit Demenz. Unter Identität, lat.: *identitas* = Wesenseinheit, versteht man die Einzigartigkeit eines Lebewesens, insbesondere eines Menschen.

Identität ist ein lebenslanger Prozess und zeigt sich in Auftreten, Mimik, Gestik, Sprache, körperlichen Stärken und Schwächen und natürlich im inneren Selbstbild, Selbstgefühl und dem Glauben an sich. Identität entwickelt und verändert sich im Lebensverlauf. Demenz verursacht eine Identitätskrise.

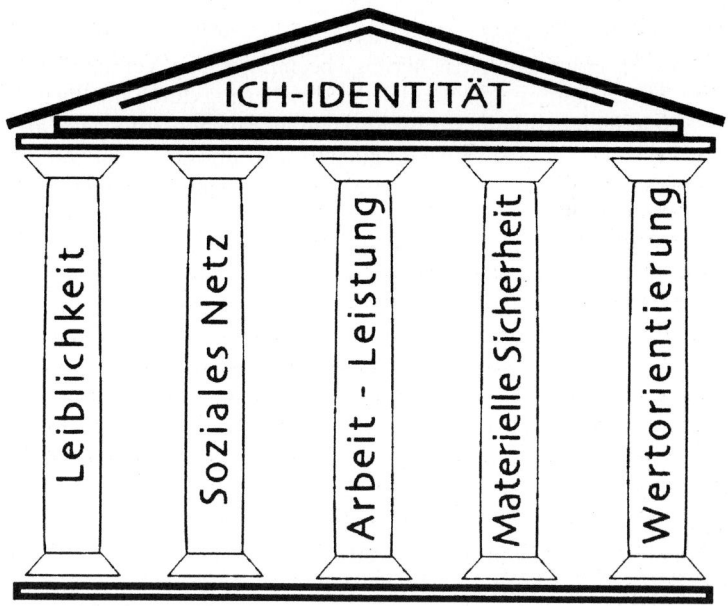

Abb. 1.2: Fünf Säulen-Theorie der Identität nach H. Petzold

Die Säulen der Identität werden durch den Verlauf der Erkrankung rissig, brüchig, sind kaum tragfähig und werden zeitweise gänzlich zerstört. Die Aufgabe besteht darin, diese Säulen zu stabilisieren, um so lange wie möglich die Individualität mit Lebensqualität zu füllen.

Leiblichkeit – Die erste Säule „Leiblichkeit" ist durch die gehirnorganischen Veränderungen und körperlichen Eingrenzungen wenig zu beeinflussen.

Soziales Netz – Die zweite Säule „Soziales Netz" wird durch Scham und Isolation oft brüchig. Kontakte und Beziehungen verändern sich. Die Gesellschaft mit ihren Institutionen, Vereinen, Gruppen und deren kulturellen Angeboten sollte Menschen mit Demenz sowie deren Angehörige und Betreuende besonders berücksichtigen und integrieren, um Isolation zu vermeiden.

Arbeit, Leistung – Die dritte Säule „Arbeit – Leistung" wird zerbrechlicher. Gezielte Ergänzungen durch vertraute Abläufe, Aufenthaltsorte, gewohnte Tätigkeiten im Alltag sind einzuplanen. Das Miteinander-Tun wirkt stärkend und kann diese Säule besonders im ersten und zweiten Stadium stabiler und tragfähiger machen. Beim Miteinander-Tun sind Handlungsorientierung und das Dabeisein entscheidend. Leistung ist nicht gefragt.

Materielle Sicherheit – Die vierte Säule „Materielle Sicherheit", also die ökonomische Absicherung, beeinflusst den Verlauf der Demenz. Hierzu gehören die finanzielle Absicherung durch die Pflegeversicherung, Unterbringungs- und Entlastungsangebote und vieles andere mehr. Wohnumgebungen sind auch in Institutionen so zu gestalten, dass Menschen mit Demenz sich wohlfühlen, ein Heimatgefühl entwickeln und sich geborgen fühlen. Vertraute Gegenstände wie Bilder, Fotos, Ohrensessel, Gebrauchsgegenstände stärken diese Säule.

Wertorientierung – Die fünfte Säule „Wertorientierung" ist unter dem Blickrichtungswechsel die wesentlichste Säule von allen. Sie ist am meisten beeinflussbar. Wertorientierung hat bis zum letzten Atemzug Bedeutung. Persönliche Wertschätzung, Würde und Heimat im Geistigen sind emotionale Nahrung für Menschen mit Demenz. Rituale, Feierstunden mit spirituellem Schwerpunkt, Gespräche über Sinnfragen und Endlichkeit sowie Gedenkgottesdienste dienen dazu, diese Säule tragfähiger zu machen. Durch die Tragfähigkeit dieser Säule erhalten alle Beteiligten Lebensqualität und können dem unverständlichen Weg eine versöhnende Sichtweise und einen Sinn abgewinnen.

Denkanstöße

Halten Sie beim Lesen einen Augenblick inne ...

Menschen mit Demenz brauchen

- einen würdevollen, achtsamen Umgang
- Respekt vor ihrer Persönlichkeit
- Handlungsmöglichkeiten
- Bezugspersonen
- Normalität
- Entscheidungsmöglichkeiten
- Zuwendung und vor allem Liebe

Lebensmittel auf dem Weg

Es ist unendlich viel Liebe für mich da.
Jeder Moment ist für mich ein Neuanfang.
Meine Gefühle überschwemmen mich nicht.
Ich bin frei und freue mich des Lebens.

Ich vertraue mich meiner inneren Führung voll und ganz an.
Ich lasse meine Gedanken los und lebe den Augenblick.
Ich gestalte mein Leben.

Ich habe immer Zeit für mich und bin stets mit mir zusammen.
Ich anerkenne mich selbst und trete für mein Wohlergehen ein.
Ich übernehme die Verantwortung für mein Leben.
Ich bin meines eigenen Glückes Schmied.

Ich bin liebenswert und nehme mich so an, wie ich bin.
Ich bringe wieder Sonne in mein Leben.
Ich nehme mein Leben voller Freude in die Hand.

Quelle unbekannt

2. Miteinander auf dem Weg sein

80 % der Menschen mit Demenz leben zu Hause und werden von ihren Angehörigen versorgt. Die Diagnose „Demenz" kann eine Reihe von widersprüchlichen Gefühlen hervorrufen. Auf der einen Seite bewirkt das Untersuchungsergebnis oft einen Schock, gleichzeitig löst es Erleichterung aus, denn viele alltägliche, irritierende Gegebenheiten und Verhaltensweisen, die bislang unverständlich gewesen sind, finden eine Erklärung.

Im häuslichen Bereich ist es sinnvoll, die Umgebung frühzeitig angemessen einzurichten, um Unfälle, Selbst- und Fremdgefährdungen zu vermeiden. Das beginnt mit den einfachen Vorkehrungen, wie Teppiche und Kabel entfernen, um Sturzgefahr zu verhindern, sowie Putzmittel und Medikamente wegzuschließen. Im Baulichen sind Veränderungen vorzunehmen. Das bedeutet Schwellen entfernen, Handgriffe anbringen, Treppenlift oder Scalamobil einsetzen, um Stufen zu überwinden. Weitere Schritte sind Energiezufuhr ausschalten, um Betroffene sowie Fremde nicht zu gefährden und um Brandgefahr zu vermeiden. Auch Elektrogeräte, Bügeleisen, spitze Gegenstände etc. sind zu entfernen. Schränke sind teilweise zu verriegeln. Fenster und Balkontüren sind zu sichern. Dies alles sind Maßnahmen, die mühselig umzusetzen sind, schließlich aber zu Erleichterungen führen, da sie ein konfliktfreieres Zusammenleben schaffen.

Der Alltag ist neu zu planen, zu strukturieren und mit organisatorischen Hilfsmitteln zu versehen. Das können Dokumentationen, eine Aufstellung der Trinkmenge und Kalorienzufuhr, Notizen über die Tagesbefindlichkeit und markante Erlebnisse oder eine „Ideenbörse" zur Förderung von Kreativität und Fantasie sein. Dieses Vorgehen bietet Orientierung und unterstützt das Miteinander.

Malen und Spielen sind oft beglückende Tätigkeiten, die zweckfrei ausgeübt werden sollen, wie auch rhythmische, tänzerische Bewegungen und ritualisierte Spaziergänge. Der Kreativität sind keine Grenzen gesetzt.

Bei allen Tätigkeiten sollte man sich auf die Gefühlsebene, die Ebene von Menschen mit Demenz, begeben, fernab von Funktionalität und Konventionen. Die Mitarbeit im Haushalt, die handlungsorientiert ist und keine Ziele beinhaltet, ist oft zeitaufwendig aber dennoch lohnenswert, weil sie gegen die empfundene Sinnlosigkeit des Daseins wirkt. Wer sich Zeit nimmt, gewinnt Zeit. Die Betroffenen werden durch die Beteiligung integriert. Sie haben die Chance, sich in ihrem Sosein zu erproben und zu erleben.

Wichtig für die Begleitenden ist, sich immer wieder vom Betroffenen abzugrenzen und gut für sich selbst zu sorgen, zum Beispiel durch Mittagsruhe oder Lesezeiten. Diese Pausen sind wie Oasen, in denen neue Kraft geschöpft wird.

Bei allen Belastungen ist das Lachen nicht zu vergessen. Lachen entspannt, ist die beste Medizin und sogar kostenlos. Menschen, die wenig zu lachen haben, sollten dies umso mehr tun. Lachen fördert die Lebensenergie, stärkt das Immunsystem sowie das Selbstbewusstsein und verringert Stress. Die Aussage „Nimm das Leben mit Humor, vieles kommt dir leichter vor" ist entlastend. An Stelle von Schuldgefühlen, Korrekturen, Anweisungen oder Niedergeschlagenheit, weil es nicht mehr so ist wie früher, können kreative Ansätze zur Entspannung führen. Das bedeutet, neue ungewohnte Wege des Miteinanders zu suchen und zu finden. Das Lachen ist gesundheitsfördernd, entspannt, regt den Kreislauf an und wirkt wie eine Sauerstoffdusche. Der indische Arzt Dr. Madan Kataria hat das weltweit verbreitete „Lachyoga" entwickelt. Solche Lachübungen schützen vor Energieverlust und Depressionen, sind gesundheitsfördernd und bewahren vor „Ausbrennen".

Hanns Dieter Hüsch schreibt:

> *„Lachen und Weinen*
> *Halten den Menschen am Leben*
> *Und halten ihn nicht nur am Leben*
> *Sondern bewegen ihn auch*
> *Nicht aufzugeben*
> *Nicht bitter zu werden*
> *Erfinderisch zu sein*
> *Andere verstehen zu lernen ..."*

2.1.   Herausfordernder Rollenwechsel

Erkrankt ein Familienmitglied an Demenz, werden die vorhandenen Familienstrukturen durcheinandergewirbelt. Die Beziehungen verändern sich. Für viele Familienmitglieder ist es erforderlich, einen Rollenwechsel zu vollziehen.

Die Eltern-Kind-Beziehung verkehrt sich ins Gegenteil: Kinder übernehmen die Rolle der Eltern, Eltern werden abhängig und schutzbedürftig.

Die Ehebeziehung verschiebt sich: Partner sind nicht mehr gleichberechtigt. Sie sind noch verheiratet und sind es doch nicht mehr.

Es sind große psychische Anpassungsleistungen der Nahestehenden erforderlich, um die tiefgehende Persönlichkeitsveränderung von Menschen mit Demenz zu verarbeiten und anzunehmen. Dieser anstrengende Rollenwechsel braucht Zeit, ist schmerzhaft und ohne Begleitung und Beratung kaum zu bewältigen. Bei Kontakten mit Selbsthilfegruppen, Treffen mit Angehörigen oder in professionellen Gesprächen werden Wege der Bejahung aufgezeigt.

Wer Gefühle wie Wut, Schuld und Angst annimmt und ausdrückt, kann diese Energien positiv umwandeln, statt der Verdrängung und der Verneinung Raum zu geben. Sich einzugestehen, dass die neuen Wege steinig und steil sind, unterstützt, diese Herausforderungen getroster anzugehen. Fehler, Selbstmitleid und Selbstzweifel gehören zum Prozess der Veränderung. Gelassenheit ist angesagt!

> *„Gott, gib mir die Gelassenheit, Dinge hinzunehmen,*
> *die ich nicht ändern kann,*
> *den Mut, Dinge zu ändern, die ich ändern kann,*
> *und die Weisheit, das eine vom anderen zu unterscheiden."*

Reinhold Niebuhr

Mit dem Tag der feststehenden Diagnose beginnt die Phase des sich Verabschiedens. Bewusst oder unbewusst findet eine vorweggelebte Trauer statt. Betroffene und Angehörige ahnen den unvermeidlichen, schmerzhaften Abschied. Auch in dieser Situation sind Annahme und Verarbeitung eine kraftzehrende Arbeit.

2.2. Selbstfürsorge und Selbstschutz

Das Anerkennen und die Bewahrung der eigenen Autonomie bedeutet, Räume für sich zu entdecken und zu gestalten. Die ständige Bereitschaft, sich immer wieder selbst zu reflektieren, das stetige

Einüben von Selbstliebe und eigener Wertschätzung, gibt Kraft, diesen oft beschwerlichen, hindernisreichen Weg souverän zu gehen. Ausdrucksformen wie Malen, Singen, Musizieren, lautes Stöhnen, Seufzen oder Körperübungen wirken entlastend.

Bei mühsam organisierten Freiräumen sollte beim Verlassen des Hauses die Tür bewusst geschlossen werden, um die belastenden Schwierigkeiten abzulegen. Auf diese Weise wird der Augenblick gelebt. Energie zu tanken wird leichter und die begrenzte freie Zeit wird ausgekostet.

Ein Notizbuch anzulegen, um erfreuliche, bereichernde Erlebnisse zu notieren, kann in schwierigen Zeiten inspirierend wirken und ist wie eine stille Reserve.

Begleitende, insbesondere Angehörige, die mit dementen Menschen zusammen in einer Wohnung leben, brauchen Ermutigung und Unterstützung, damit sie lernen, gut für sich selbst zu sorgen. Ist die Selbstfürsorge gegeben, ist auch für das Gegenüber gut gesorgt.

In jedem Menschen ist ein „heiliger Raum", wo das Transzendentale, der innerste Kern, das Göttliche, zu Hause ist. Das Bewusstwerden dieses Ortes spendet Kraft, überwindet Mattigkeit und schenkt im richtigen Moment das Richtige.

Dem Innendruck – gemeint sind damit angestaute Emotionen – einen Ausdruck geben, entlastet und befreit. Dadurch entsteht Raum, um Unerwartetes, das zum Staunen führt, aufzunehmen und sich daran zu erfreuen. Zeitfenster sind immer wieder zu entdecken, um aufatmen zu können, sich zu bewegen und Belastungen bewusst abzustreifen. Das ist keine Frage der Zeit, sondern eine Frage der Haltung. Sich selber wertschätzen, sich loben, Oasen gestalten, sich ganzheitlich pflegen, all das sind Vorgehensweisen, die entlasten und Kraftquellen sind. Bei Ärger oder Enttäuschung ist es eine Entlastung, auch diesen oft als negativ bewerteten Gefühlen Ausdruck zu geben.

Erinnerungen auffrischen, sich in die Zeit der Verliebtheit versetzen, Geburten der Kinder oder andere wohltuende Ereignisse sich bewusst machen, wirkt unterstützend. Bei Tagesanfang kann ein Text, ein Lied oder ein Vers ein Tagesbegleiter sein, der belebt und ermutigt. Ähnlich wie für einen Bergsteiger, Höhlenwanderer oder Gipfelstürmer, der sich auf eine anstrengende Zeit vorbereitet, ist es sinnvoll, für bevorstehende, schwierige Situationen eine gute Ausrüstung mit wenig Gepäck zu wählen. Lässt die Spannkraft nach, sind Pausen einzuräumen. Das Bewusstsein darüber, selbst zu leben und weniger gelebt zu werden, wird dadurch gestärkt.

Selbst gestaltete kleine Orte, dekoriert mit Lieblingsgegenständen, zum Beispiel mit einer Blume und Fotos, ermöglichen das Innehalten und unterstützen dadurch den Blickrichtungswechsel. Das individuelle Vorgehen ist entscheidend. Für jeden Menschen gibt es einen eigenen Weg, seine Lebendigkeit zur Entfaltung zu bringen und zu erhalten. Das ist Selbstfürsorge und mindert Belastungen.

Wenn Einsamkeit dich fast erdrückt
und dir nichts gelingen will,
dann halte still und denke nach!
Muss es so sein?
Oder sollte ich vielleicht
auf meine innere Stimme hören?
Die will gar nicht traurig sein!
Es gibt so viele gute Sachen
auf dieser schönen Welt!
Man sollte vielmehr lachen,
das kostet gar kein Geld,
nur ein kleines bisschen Überwindung.

Luise Stadler

Impulse

Halten Sie beim Lesen einen Augenblick inne …

* Gehe mit dir selbst um wie mit einem guten Freund!
* Lobe dich, nimm dich an, dein Helles und dein Dunkles!
* Stehe zu deinen Fehlern, befreie dich vom Leistungsdruck!
* Distanziere dich von Schuldgefühl und Selbstmitleid!
* Bejahe dein Leben und nimm Widrigkeiten an!
* Sei dir deiner Aufgabe bewusst!
* Versinke nicht in Resignation, nimm Unterstützung an!
* Nimm die Meinung Anderer nicht als echte Münze!
* Nimm Kleinigkeiten dankend wahr!
* Habe den Mut „Nein" zu sagen!
* Entfalte deine Sinne! Baue „Oasen", um dich zu erholen!
* Lerne das Staunen und koste den Augenblick!
* Pflege die Gewissheit, nie allein zu sein!
* Wisse dich aufgehoben im Spirituellen, im Transzendentalen!

Selig die Humorvollen und Weisen

Selig die, die über sich selbst lachen können;
sie werden immer genug Unterhaltung finden.
Selig die, die einen Berg von einem Maulwurfshügel
unterscheiden können; sie werden sich viel Ärger ersparen.
Selig die, die fähig sind, das Verhalten der anderen mit
Wohlwollen zu interpretieren; sie werden zwar für naiv
gehalten werden, aber das ist der Preis der Liebe.
Selig die, die schweigen und zuhören können;
sie werden dabei viel Neues lernen.
Selig die, die fähig sind, sich auszuruhen und zu schlafen,
ohne dafür Entschuldigungen zu suchen; sie werden weise
werden.
Selig die, die es verstehen, die kleinen Dinge ernst
und die ernsten Dinge gelassen anzusehen;
sie werden im Leben sehr weit kommen.
Selig die, die denken, bevor sie handeln, und beten, ehe sie
denken; sie werden eine Menge Dummheiten vermeiden.
Selig die, die schweigen und lächeln können,
auch wenn man ihnen das Wort abschneidet oder
auf die Zehen tritt; sie sind dem Geist des Evangeliums sehr
nahe.

Nach den Kleinen Schwestern/Paris

2.3. Wünsche der Begleitenden

Eine Ehefrau schreibt: „Ich wäre nach der festgestellten Diagnose meines Mannes für Anweisungen, wie ich mich in dieser fremden Umgebung bewegen und verhalten soll, dankbar gewesen. Eine Zeit lang fühlte ich mich dieser Herausforderung trotz allem gewachsen."

Gemeinsame Überlegungen mit unterschiedlichsten, besonders auch professionellen Gesprächspartnern sind wichtig, um das veränderte Leben anzunehmen. Austausch und Solidarität schaffen Klarheit und verteilen die belastenden Gefühle und Sorgen auf mehrere Schultern. Eine 24-Stunden-Betreuung ist auf Dauer alleine nicht durchzuhalten.

Überbehütung des Betroffenen führt zu Überlastung des Betreuenden, deshalb ist Unterstützung durch einen weiteren Personenkreis notwendig. Die Möglichkeit der Betreuenden, sich stundenweise zu distanzieren, befreit von einengender Umklammerung und vermindert Autonomieverlust. Erholungszeiten, Freizeitaktivitäten und Freundschaften sollten ohne Schuldgefühle Bestandteil des Lebens bleiben.

Das Rezept

Lass den Kopf nicht länger hängen
und durch Trübsal dich bedrängen,
und vor allem: Glaube nie,
du allein seist zu erbarmen!
Unter all den vielen Armen
gibt's noch Ärmere – und wie!

Wahre die Proportionen!
Nimm trotz der Depressionen
deinen Cafard nicht zu schwer
und dich halb so ernst und wichtig,
hintergründig, doppelschichtig
und weiß Gott was alles mehr!

Mach's wie einst Till Eulenspiegel:
Schiebe mit Gewalt den Riegel
zu der Kummerkammer zu
und negiere deine Sorgen;
denn vergiss nicht eins: Schon morgen
lächelst über sie auch du!

Denk daran: Der dir dies predigt,
war mitunter auch erledigt;
doch er hat, schon fast k.o.,
ein Rezept herausgefunden
und den Zustand überwunden.
Bitte, mach es ebenso!

Das Rezept heißt nämlich ganz
schlicht und einfach: Mehr Distanz!

Fridolin Tschudi

Menschen, die bereit sind, Betroffene mit Demenz einfühlsam zu begleiten, zu unterstützen, um ihnen in ihrer schwierigen Situation zu Lebensqualität zu verhelfen, brauchen eigene Wertschätzung und Authentizität, d. h. Echtheit, Einfühlungsvermögen und Kreativität. Symbiotisches Verhalten sowie Schuld- und Mitleidsgefühle sind kontraproduktiv.

Menschen, auch solche mit Demenz, brauchen andere Menschen, um sich selbst zu begegnen. Ohne Spiegel wissen wir nicht, wie wir aussehen, ohne die Augen der Anderen können wir uns nicht sehen. Emotionale Begegnungen stärken Menschen mit Demenz im Angenommen- und im Geborgensein. Sie spüren, sie sind zuhause. Das individuelle Bedürfnis nach Gemeinschaft, Beschäftigung, Spiel, Entspannung und Humor wird durch das Gegenüber im Miteinander befriedigt.

2.4. Ritualisierte Spiritualität

Spiritualität gehört in der Begleitung zur ganzheitlichen Sicht. Eine Vervollständigung und Vertiefung der schriftlichen, biografischen Unterlagen der Bewohner in Institutionen geben Unterstützung in schwierigen Lebenssituationen. Vertraute Rituale, die von früher bekannt sind, sind zu aktivieren, um Erinnerungen zu wecken. Das wirkt stärkend auf diesem so unverständlichen Weg. Die angefügten Beispiele sollen anregen, gemeinsame Rituale zu entwickeln. Schon ein Gesprächskreis beinhaltet spirituelle Impulse. Ein gemeinsames Ritual vor Beginn der Mahlzeiten, z. B. das Ertönen eines Gongs, ein Lied oder ein Tischgebet fördern die Gemeinschaft und schaffen Orientierung. Der Impuls ist von Bewohnern anzustoßen und zu wählen.

Wöchentlicher Gesprächskreis

Menschen mit Demenz und auch pflegebedürftige Bewohner in Rollstühlen sitzen in einem Kreis oder um einen Tisch. In der Mitte befinden sich ein leichtes, pastellfarbiges Tuch, darauf eine Klangschale und brennende Teelichter. Nach einer persönlichen Begrüßung wandert ein Gegenstand von Person zu Person. Die ritualisierte Form lautet: „Ich bin Frau Meier." Der Name wird für den Medizinischen Dienst der Krankenkassen (MDK) aufgeschrieben. Der MDK überprüft, inwieweit die Bewohner einer Pflegeeinrichtung aktiviert werden. Der Gruppenleiter wiederholt: „Guten Tag, liebe Frau Meier, was teilen Sie uns heute mit?" Bei Menschen mit fortgeschrittener Demenz wird vorgesprochen: „Guten Tag, liebe Frau ...", denn die Angesprochene kann oft nur noch ihren Namen nennen. Bei diesem Vorgehen werden alle Teilnehmenden integriert und wertgeschätzt. Das Ritual bewirkt, dass die Stimme aller Anwesenden gehört und jeder Einzelne gesehen und beachtet wird. Einen Augenblick lang erhalten sie persönliche Zuwendung. Die Möglichkeit besteht, Namen kennenzulernen. Es ist erstaunlich, welche Beiträge auch von denen geschenkt werden, die nicht mehr in der kognitiven Ebene leben. Die Gesprächsthemen werden von den Teilnehmenden bestimmt oder passen sich den Jahreszeiten, den Festen, erlebten Reisen oder der Situation an. Kommt jemand verspätet, ist eine neue Teilnehmerin anwesend oder kommt jemand nach Abwesenheit in die Runde zurück, werden sie mit dem Vers: „Herzlich willkommen ..." (Text mit Noten siehe Anhang) begrüßt. Es ist nicht selten, dass Emotionen sichtbar werden und oft folgt ein überraschendes Dankeschön.

Hans Huckebein, ein schwarzer Rabe mit gelben Beinen und gleichfarbigem, großem Schnabel, der mit einer Hand auf und zu geklappt werden kann, ist Höhepunkt am Ende der Gesprächsrunde. Der Rabe nimmt sich Zeit, sich bei allen persönlich zu bedanken und zu verabschieden. Gelebte Zärtlichkeit, Küsschen verteilen, dieses kleine Ungeheuer zu liebkosen oder seine Struppigkeit zu glätten steht im Mittelpunkt. Dumpf aussehende Gesichter verändern sich, Augen leuchten auf, Lachen huscht über die Gesichter. Die Runde endet mit dem sich wiederholenden Lied: „Diese Runde geht zu Ende, reicht einander froh die Hände – Lebe wohl, auf Wiedersehen" (Text mit Noten siehe Anhang). Hände, auch gelähmte, bemühen sich, den Nachbarn anzufassen, bis der Kreis geschlossen ist. Gegenseitige Akzeptanz und Verbundenheit werden sichtbar. Bei der Wiederholung tanzen die Hände in der Luft und es wird einander zugelächelt. Dieses Zusammensein ist für alle Anwesenden eine gegenseitige Bereicherung, eine gelebte Integration mit Wertschätzung.

Sternstunde, ein spirituelles Miteinander

Dieses Angebot, vorwiegend für Menschen mit Demenz, findet alle drei Monate statt und kann auch von Angehörigen und Außenstehenden besucht werden. Die Zusammenkünfte werden am Jahresanfang terminiert und die Themen festgelegt. Dies vermindert Stress und fördert Vorfreude. Der gleichbleibende ritualisierte Verlauf bewirkt Vertrautheit.

Nach dem Nachmittagskaffeetrinken wird der Raum so verändert, dass alle Anwesenden im Kreis sitzen. In der Mitte liegt ein Tuch, darauf stehen Klangschale, brennende Teelichter und Blumen. Weitere Gegenstände, die das Thema vertiefen oder gemeinsam angefertigt worden sind, sind auch in die Mitte. Angehörige und Besucher werden frühzeitig durch ein ansprechendes Plakat eingeladen. Vor Beginn werden die Anwesenden begrüßt und bekommen ein Namensschild angesteckt. Die Klangschale ertönt als Zeichen des Beginns, begleitet mit den Worten:

> *„Dieser Klang verbindet uns untereinander,*
> *er verbindet uns auch mit denjenigen,*
> *die nicht unter uns sein können,*
> *und mit denen, die nicht mehr unter uns weilen."*

Ein (ggf. pensionierter) Krankenhausseelsorger im Talar ist anwesend und begrüßt namentlich alle Teilnehmenden. Die Mitarbeiter aus der Pflege finden Worte der Begrüßung. Der vertraute Text „Herzlich willkommen" wird angestimmt. Der Geistliche eröffnet das Zusammensein mit Worten aus der Liturgie und führt ins Thema ein. Eine Sozialarbeiterin vertieft das Gesagte mit sichtbaren, greifbaren Gegenständen und Redewendungen. Alle Sinnesorgane werden aktiviert. Durch die persönliche Ansprache und Atmosphäre werden erstaunliche Aussagen von den Menschen mit Demenz herausgelockt. Der Pfarrer nimmt die Anregungen auf, setzt sie in Bezug zu einem Bibeltext und entwickelt einen spirituellen Schwerpunkt.

Gemeinsam wird mit Bewegung das Lied „Licht vom Himmel ..." (Text mit Noten siehe Anhang) gesungen. Nach dem gemeinsamen „Vaterunser" verstärkt der Seelsorger seine Aussagen, indem er bei jedem Einzelnen mit duftender Salbe den Handrücken berührt. Die Mitarbeiter greifen den Impuls auf und treten individuell mit den Bewohnern in Kontakt. Gemeinschaftliches Erleben im Geben und Nehmen entfaltet sich. Es folgt ein Segenswort, ein Dankeschön vom Personal und das bekannte Schlusslied:

> *„Diese Stunde geht zu Ende,*
> *reicht einander froh die Hände,*
> *lebe wohl, auf Wiedersehen."*

Gemeinsam wird noch etwas getrunken oder genascht. Themen sind beispielsweise Brot, Wein, Rosen, Hände, Leben, Sonnenblume, Licht und Dunkel, Psalm 23: „Der Herr ist mein Hirte ...", Text von Bonhoeffer: „Von guten Mächten ...".

Voraussetzungen für das Gelingen einer Sternstunde sind
- fröhliche, entspannte Atmosphäre
- Texte zum Mitsprechen
- Aktionen zum Anfassen und sich Bewegen
- Naschereien
- Souvenir zum Behalten

Erlebte Gottesdienste

„In meiner Einrichtung", erzählt eine Alltagsbegleiterin, „begleite ich Menschen mit Demenz zum Gottesdienst. Ein Pfarrer begegnet den Besuchern mit besonderer Aufmerksamkeit und versucht, mit jedem Anwesenden persönlichen Kontakt aufzunehmen. Er beginnt mit der Frage, ob eine Veränderung seiner Person auffalle. Umgehend wird sein fehlendes Beffchen genannt. Beffchen, lat. Biffa: „die Halsbinde", war ein im 17. Jahrhundert am Halsausschnitt getragenes, 10-15 cm langes, rechteckiges, weißes Leinenstück, das auch heute noch von Pfarrern getragen wird. Der Pfarrer entschuldigt sich und erklärt den Umstand seiner Vergesslichkeit mit dem Hinweis, er hätte das Beffchen oder auch Chemisettchen nicht rechtzeitig finden können. Das Fehlen des „Beffchens" wird großzügig entschuldigt. Ich registriere, dass dieses Vorgehen eine große Nähe bewirkt. Die Wertschätzung der Gottesdienstbesucher einerseits und das Eingeständnis der Vergesslichkeit andererseits bewirken eine lockere, fröhliche Atmosphäre. Dieser Impuls wird mit einem Bibelwort verwoben und wird zur stärkenden Aussage. Am Ende des Gottesdienstes verspricht der Pfarrer, das Beffchen weiter zu suchen und beim nächsten Mal wieder vollständig zu erscheinen. Es gibt Hinweise aus der Gruppe, wo er suchen könnte."

Ich bitte Dich, Herr,
um die große Kraft,
diesen kleinen Tag zu bestehen,
um auf dem großen Weg zu Dir
einen kleinen Schritt weiterzugehen.

Ernst Ginsberg

Was heute richtig ist,
kann Morgen falsch sein.
Was heute falsch ist,
kann Morgen richtig sein.

Quelle unbekannt

2.5. Ideen zur Aktivierung

Neue Formen des Zusammenlebens sind zu entdecken und zu entwickeln. Einige meiner aufgeführten Anregungen können dabei unterstützend wirken. Dem Innendruck einen spielerischen Ausdruck geben entlastet und befreit. Die Umsetzung kann erfolgen im Malen, Singen, Lachen, Tanzen, Spielen, im Auf-den-Boden-Stampfen und in vielem Anderem mehr. Was Tanz bedeutet, hat der Kirchenvater Augustinus in folgende Worte gefasst:

„Oh Mensch, lerne tanzen,
sonst wissen die Engel im Himmel
mit dir nichts anzufangen!"

Aurelius Augustinus

Für Menschen mit Demenz haben Fingerbewegungen besondere Bedeutung. Zum einen werden die Hirnzellen dadurch mobilisiert, zum anderen können die Fingerbeweglichkeit und die Selbstständigkeit beim Essen durch die Gelenkübungen der Hände länger erhalten bleiben.

Spielerische Beschäftigungen mit Seifenblasen und Luftballons fördern Erinnerungen und führen zu gemeinsamer Bewegung und fröhlichem Handeln.

Kumquats-Handpuppenspiel

Ein recht verbreitetes Hilfsmittel, um mit dementen Menschen in Kontakt zu treten und um den Alltag zu beleben, sind die „Kumquats"-Handpuppen. Nach dem Besuch der „Puppenkiste", dem wöchentlichen Angebot eines Seniorenstifts, schreibt eine Alltagsbegleiterin: „Für die Bewohner ist es eine sehr unterhaltende und vor allem anregende Stunde. Erstaunlich ist, wie viele verschiedene Dinge sich einbauen lassen: Lieder, Gedichte, Schabernack und vor allem Bewegungen jeglicher Art. Wichtige Bestandteile sind Liebkosung und Zärtlichkeit. Die Bewohner verhalten sich unterschiedlich. Eine Dame nimmt stark Anteil, besonders, wenn Willi, die Handpuppe, sich ihr zuwendet. Sie wird als echtes Kind angesehen. Die Bewohner wenden sich der Puppe zu und nicht mehr dem Spieler. Das lockere Gespräch bewirkt Fröhlichkeit. Es wird viel gescherzt und gelacht. Die Puppe hat zahlreiche Möglichkeiten, mit den Bewohnern in Kontakt zu kommen und ihnen verbal und nonverbal zu begegnen. Wir könnten z. B. nicht einfach auf eine Bewohnerin zugehen und bitten, uns ein Schlaflied vorzusingen. Die Puppe kann das. So ergeben sich mit der Puppe vielseitige neue und zusätzliche Berührungspunkte und Kontakte. Die Bewohner haben ihren Spaß und genießen solch fröhliches Zusammensein. Ich denke, es bedarf viel Übung, um die Therapiepuppe so gekonnt einzusetzen." (Weiterführende Informationen: www.kumquats.de, mail@kumquats.de)

Wir hören nicht auf zu spielen,
weil wir älter werden,
sondern wir werden alt,
weil wir zu spielen aufhören.

Michael Pritschat

Mandala-Malen

Eine Alltagsbegleiterin erzählt, wie sie Bewohner motiviert hat, Mandalas auszumalen. Ein Professor ist auch mitbeteiligt. Langsam gleitet sein Farbstift mit einem steten, leisen Schmunzeln über die Papierfläche. Die Alltagsbegleiterin nimmt das wahr und fragt neugierig nach seiner Befindlichkeit. Mit großen Augen sieht er sie an, äußert sich mit klaren Worten: „Das ist Kinderkram." Er bekommt die Antwort: „Ja, das kann so gesehen werden, bitte denken Sie daran, dass Ihre Hände und Finger dadurch beweglicher bleiben. Sie können noch lange selbstständig essen."

Sprichwörter

Sprichwörter wurden schon in der Antike gesammelt. Der Sinnspruch bzw. das Sprichwort ist eine leicht verständliche Volksaussage, die eine allgemeingültige Lebenserfahrung formuliert und von Generation zu Generation weitergegeben wird. Sprichwörter spiegeln den Alltag der Menschen wider, knüpfen an Lebenserfahrungen an, sind originell, ziehen ungewohnte Vergleiche und schildern den Alltag aus neuen Perspektiven in geistreichen, oftmals humorvollen Formulierungen. Sie sind motivierend, abwechslungsreich und reich an sprachlichen Bildern, z. B. „Der Apfel fällt nicht weit vom Stamm". Sie trainieren dadurch das verbale und vielfach vernachlässigte, rechtshemisphärische, bildhafte Gedächtnis.

Bekannte Sprichwörter helfen, vertraute Gedächtnisinhalte aufzufrischen. Das Benutzen von Sprichwörtern wirkt besonders motivierend, setzt sinnvolle Gesprächsimpulse und fördert den raschen Aufbau einer vertrauten Beziehung.

Ich bewerte und verurteile mich nicht

Sich unter Druck setzen
Sich mit Härte verurteilen
Sich unbarmherzig bewerten –
Es gibt einen andern Umgang
Mit sich selbst und seiner Krise

Betrachte dein Inneres
Als eine Landschaft
Da gibt es verschiedene Wachstumsprozesse
Verschiedene Stimmungsbilder
Verschiedene Reifegrade.

Nimm dich einfach wachsam wahr
Ohne dich zu bewerten.
Trau deinem Wachstumspotenzial
Entdecke in den mühsamen Durststrecken
Jene unerwarteten Oasen des Mitgefühls.

Pierre Stutz

3. Voneinander lernen

Ist es wirklich möglich, von Menschen mit Demenz zu lernen? Ihr Denkvermögen verringert sich so gravierend, dass im fortgeschrittenen Stadium weder Unterhaltung noch Verständigung möglich sind. Die verbale Ausdrucksform und die Persönlichkeitsstruktur verblassen. Emotionales Verhalten mit sich wiederholenden, auffallenden Ausdrucksformen tritt in den Vordergrund. Menschen mit Demenz entwickeln andere Kompetenzen. Sie werden sensibler für emotionale, zwischenmenschliche Kontakte. Sie erspüren die Gefühle des Gegenübers und sind hellhörig für unausgesprochene Zwischentöne. Ihre Emotionen sind echt, spontan, ungefärbt, überschwemmen und können verletzen. Erlernte Hemmungen sowie Selbstschutzmechanismen sind nicht mehr vorhanden.

Menschen mit Demenz leben wie Kinder im Hier und Jetzt. Die Persönlichkeitsveränderung erfolgt nicht schlagartig, sondern entwickelt sich langsam und kontinuierlich.

Als Begleitende ist es lohnenswert, einen vorurteilsfreien Kontakt einzuüben, sich von fest geprägten, gesellschaftlichen Normen, Strukturen und Vorgaben zu lösen, um sich von Menschen mit Demenz nie persönlich angegriffen zu fühlen, noch sich verletzen zu lassen.

Liebe ist die Sprache, die alle, auch die Menschen mit Demenz, verstehen.

Menschen mit Demenz dürfen nicht gezwungen werden, einen sturen Plan zu befolgen. Sie sollen mitbestimmen, wann sie aufstehen, sich hinlegen und essen wollen. Ein strukturierter und rhythmischer, aber auch flexibler Tagesablauf ist für alle Beteiligten eine Erleichterung. Institutionen sollten sich den Bewohnern anpassen und nicht umgekehrt, so wie es früher war.

Früher die drei S
schnell, satt, sauber!
Heute die drei Z
Zeit, Zuwendung, Zärtlichkeit!

Quelle unbekannt

3.1.   Lernen, zu geben und zu nehmen

Lernen, sich gegenseitig zu berühren

Menschen mit Demenz genießen eine achtsame Berührung. Sie brauchen diese Kontakte, um ihre Körpergrenzen wahrzunehmen. Voraussetzung für eine angenehme Empfindung ist, dass ihnen nichts übergestülpt, also aufgezwungen wird. Gestik, Mimik und Körperhaltung lassen das Bedürfnis nach Berührung ablesen. Menschen mit Demenz mit Händedruck zu begrüßen und nicht nur mit Worten oder kurzem Antippen, vertieft die Beziehung. Berührungen in Worte fassen bewirkt Sicherheit, gibt Halt und stärkt die Selbstwahrnehmung. – Äußere Berührungen berühren innerlich. –

Lernen, Echtheit und Authentizität zu leben

Menschen mit Demenz sind auf einer anderen Daseinsebene und entwickeln ein Feingefühl für Echtheit. Sie erspüren, erkennen subtile Macht- und Gewaltstrukturen und haben Schwierigkeiten Fremdbestimmungen anzunehmen und Anweisungen zu befolgen. Das beginnt schon bei zielorientierten Gedanken.

Ein Beispiel: Während des Mittagessens beim Suppe Trinken kippt eine Begleiterin die Trinktasse steiler, um Zeit zu sparen. Der Kommentar von der dementen, wortkargen Bewohnerin erfolgt umgehend: „Nicht mit Gewalt!"
– Solche Äußerung verlangt umgehend eine Entschuldigung. –

Lernen, eigene Gefühle ernst zu nehmen

Überschwemmende Gefühle von Menschen mit Demenz, die spontan und schockierend sein können, sind zu akzeptieren und wertfrei anzunehmen. Darüber hinaus sind diese Gefühle in kurzen, einfachen Sätzen wiederzugeben, um das herausfordernde Verhalten zu kanalisieren. Die eigenen Gefühle sind zu reflektieren und zu verarbeiten.
– Gefühle aushalten und reflektieren. –

Lernen, Bedürfnisse zu stillen

Der Umgang mit Menschen mit Demenz erfordert die Auseinandersetzung mit Sinnfragen. Was früher wichtig und wertvoll gewesen ist, bekommt einen anderen Stellenwert. Bedürfnisse, wie Kinder sie haben, sind bei Menschen mit Demenz zu beobachten: gesehen, ge-

lobt und in ihrem Sosein angenommen zu werden. Zärtlichkeit austauschen, Kuscheln ist emotionale Nahrung.
– Kindliche Bedürfnisse sind zu stillen. –

Lernen, Anerkennung zu geben und zu nehmen

Anerkennung, Wertschätzung, einander Freude schenken, steigert die gegenseitige Lebensqualität. Spontanes, kreatives, fantasievolles Handeln unterstützt die Freude aneinander. Früher hieß es: „Eigenlob stinkt." Heute ist die Formulierung: „Eigenlob stimmt."
– Lernen, zu sich selber zu stehen. –

Lernen, Rhythmen des Gegenübers aufzunehmen

Rhythmus gehört zu unserem Leben. Unsere Aufgabe ist, uns in die Situation des Gegenübers einzufühlen und seinen Rhythmus im Sprechen und Atmen zu übernehmen. Diese Anpassung vermittelt besondere, tiefgehende Nähe.
– Erspüre den Rhythmus deines Gegenübers! –

3.2. Lernen, Neues zu entdecken

Lernen, Neugier zu erspüren

Bei einer festlichen Runde wird eine Klangschale auf den Tisch gestellt. Neugierige Augen richten sich auf das Unbekannte. Vorsichtig wird sie in die Nähe von Frau Maurer geschoben, die unter einer fortgeschrittenen Demenz leidet. Der Klangstab wird ihr in die Hand gegeben. Mit leichter Unterstützung schlägt sie die Klangschale an. Die Anwesenden sind beglückt. Sie selber stammelt mit strahlenden Augen: „Oh, schön." Die Zuhörer ermutigen, das Gehörte zu wiederholen.
– Geweckte Neugier öffnet neue Wege. –

Lernen, Fantasie spielen zu lassen

Bei Menschen mit fortgeschrittener Demenz und stereotypem Verhalten geben Erklärungen keinen Sinn. Als Orientierungshilfe werden Zeichen eingesetzt: ein Gong, der das Essen ankündigt, farbige

Bilder, die das eigene Zimmer erkennen lassen, bunte Hinweise an der Wand, um Wege zu weisen. Diese Zeichen geben den Betroffenen Sicherheit, sich ohne fremde Hilfe zu orientieren.
– Die eigene Fantasie bekommt Flügel. –

Lernen, sich in andere Lebenswelten zu begeben

Die Fähigkeit, sich in die Lebenswelt der Menschen mit Demenz einzufinden, ist eine stete Herausforderung. Dazu gehört auch, ihnen die nächsten Schritte im Alltag mit einfachen Worten anzukündigen. Erklärendes Beschreiben bedeutet für Betroffene, dass sie ernst genommen und wertgeschätzt werden. Häufige Wiederholungen sind oft notwendig und bewirken ein Gefühl von Annahme und Integration.
– Den gleichen Satz ohne Hemmungen wiederholen. –

Lernen, Leistungsdenken zu verbannen

„Nutzlos mit Nutzlosen Zeit verbringen", ist eine provokante Beschreibung des Umgangs mit Menschen mit Demenz. Wer sich verabschiedet von herkömmlichen Leistungsgedanken und der Vorstellung von Produktivität und Effizienz, erlernt das zweckfreie Dasein, die Muße, die „lange Weile". Unscheinbares wird wahrgenommen. Türen und neue Räume öffnen sich. Das Kleine wird groß und das Große klein.
– Das Immaterielle bekommt Raum. –

Lernen, Humor einzusetzen

Humor befreit und entspannt schwierige, unverständliche Situationen.
Ein Beispiel: Der Ehemann mit beginnender Demenz legt seine Tageszeitung in den Kühlschrank. Beim Nachfragen kommt spontan die Antwort: „Sie muss frisch bleiben." Die Reaktion ist gemeinsames, herzliches Lachen.
Das Lachen, das nie zum mitleidigen Belächeln und Auslachen führen darf, ist in schwierigen Situationen die beste Medizin und verändert die Atmosphäre positiv. Belastende Schwere löst sich auf und Leichtigkeit bekommt Raum. Kinder können pausenlos kichern und sich grundlos freuen. Wie ist es bei uns?
– Gemeinsames Lachen befreit. –

Der sinnliche Mensch lacht oft,
wo nichts zu lachen ist.
Was ihn auch anregt,
sein inneres Behagen kommt zum Vorschein.

Johann Wolfgang von Goethe

Ich füge hinzu:
„Nimm das Leben mit Humor, vieles kommt dir leichter vor."

3.3. Lernen, sich abzugrenzen

Lernen, „Nein" zu sagen

Persönliche Abgrenzung von Betreuenden gegenüber Menschen mit Demenz hilft, die eigene Autonomie zu bewahren. Abgrenzung bedeutet nicht Gleichgültigkeit, Abwehr oder Ablehnung. Sie ist weder Liebesentzug noch Strafe, sondern ermöglicht es dem Begleitenden für sich selbst zu sorgen, um die nötige Kraft zu schöpfen. Abgrenzung entsteht beispielsweise durch regelmäßige, persönliche Ruhepausen. Eigene Bedürfnisse und Gefühle sind verbal mit wenigen Worten und klaren Hinweisen zu benennen. Auch wenn die Menschen mit Demenz der Aussage kognitiv nicht folgen können, erfassen sie sie gefühlsmäßig und verstehen das abgrenzende Vorgehen. – Abgrenzung entlastet und schützt vor „Burn-out". –

Die zwölf persönlichen Rechte

1. Du hast das Recht, dein Verhalten, deine Gefühle und deine Gedanken selber zu beurteilen und brauchst dich dafür weder zu rechtfertigen, noch zu entschuldigen.
2. Du hast das Recht, deine eigenen Wünsche und Bedürfnisse ebenso ernst zu nehmen, wie die der anderen Menschen.
3. Du hast das Recht, Fehler zu machen und die Folgen zu tragen.
4. Du hast das Recht, anderen eine Bitte abzuschlagen, ohne dich schuldig zu fühlen oder dich für egoistisch zu halten.
5. Du hast das Recht, deine Meinung zu ändern.
6. Du hast das Recht, „unlogisch" zu sein.
7. Du hast das Recht, selber zu entscheiden, ob du das, was dir Andere als Fehler vorwerfen, ändern willst.

8. Du hast das Recht, selber zu beurteilen, ob du für die Lösung der Probleme anderer Menschen mitverantwortlich bist.
9. Du hast das Recht, Fragen nicht zu beantworten.
10. Du hast das Recht, zu sagen: „Ich weiß es nicht."
11. Du hast das Recht, zu sagen: „Ich verstehe das nicht."
12. Du hast das Recht, „Nein" zu sagen, ohne dieses „Nein" zu begründen.

Quelle unbekannt

Lernen, die Biografie einzusetzen

Lethargisch sitzt ein alter Herr mit Demenz am Tisch. Die anderen Anwesenden sind mit Äpfel Schälen beschäftigt, um selbstgemachtes Apfelmus mit Reibekuchen zu verköstigen. Es wird gesungen, gelacht und von alten Zeiten erzählt. Herr Peter ist nicht zu integrieren. Keine Mimik, keine Gestik ist wahrzunehmen. Jemand stellt ihm die Frage: „Was haben Sie früher gearbeitet?" Er hebt seine Augen, guckt einen Augenblick und fällt wieder in sein stumpfsinniges Schweigen. Der Alltagbegleiter liest nach der Runde in der Dokumentation nach, welchen Beruf Herr Peter ausführte und entdeckt, dass er sich stets mit Zahlen beschäftigt hat. Er überlegt, wie er Herrn Peter integrieren könnte und regt eine gemeinsame „Mathestunde" an. Die Anwesenden beginnen zu staunen. Die Kompetenzen von Herrn Peter werden sichtbar. Einem Verwaltungsmenschen sollte kein Schälmesser in die Hand gedrückt werden.
– Lerne den Menschen über seine Biografie kennen! –

Lernen, fremde Sprachen zu verstehen

Frau Becker, mit fortgeschrittener Demenz, spricht zusammenhangslos. Unverständlich brabbelt sie vor sich hin und kann keinen vernünftigen Satz bilden. Ich höre zufällig mit, wie Bewohner urteilend und mokierend über sie sprechen. Ich beobachte, höre zu, bis ich die richtigen Worte finde, um Stellung zu beziehen. Ich erkläre: „Wissen Sie, Frau Becker spricht eine Fremdsprache. Ich versuche gerade, sie zu erlernen." Erstaunt und überrascht sehen mich die Bewohner an und antworten: „Ah, das ist eine Fremdsprache?" Mit Augen und Herzen zu sprechen ist oft bedeutungsvoller und inhaltsreicher als das Verbale.
– Menschen miteinander verbinden, Brücken bauen. –

47

Tag bedeutet
T – Toleranz
A – Akzeptanz
G – Gegenseitige Wertschätzung

Aus der Schweiz

Lernen, geschehen zu lassen

Während einer Kaffeestunde mit Besuchern in den eigenen vier Wänden geht die Mutter unruhig hin und her, öffnet den Schrank mit Gläsern und beginnt auszuräumen. Die Gäste geraten in Panik und wollen eingreifen. Die Tochter beschwichtigt und sagt: „Meine Mutter ist so achtsam, da kann nichts passieren, einfach machen lassen." Die Mutter lächelt wohlwollend die Tochter an und konzentriert sich auf ihre riskante Arbeit. Das Kaffeetrinken wird fortgesetzt. Die Mutter ist in ihrer Demenz nicht isoliert, sondern mitten im Geschehen und ihr achtsames Tun wird gelobt.
– Schenke Vertrauen und bleibe gelassen! –

Lernen, nicht zu drängeln

Mutter und Tochter leben im gleichen Haus. Das Schlafzimmer liegt eine Treppe höher. Es ist eine Anstrengung, die Mutter über die Stufen zu geleiten. Bei schlechter Tagesform bleibt sie stumm und starr vor dieser Herausforderung stehen. Alles Zureden fruchtet nichts. Es ist ein steter Machtkampf bis die Tochter lernt, auf Drängeln zu verzichten. Stattdessen lernt sie, humorvoll mit der Situation umzugehen und der Mutter Zeit zu geben.
– Entschleunigung wirkt Wunder. –

3.4. Lernen, gemeinsam zu gehen

Lernen, Eigenständigkeit zu fördern

Die Hand zum Mund führen gehört zu den ersten Bewegungen, die ein Mensch erlernt. Das selbstständige Essen wird gefördert, indem ich mit Menschen mit Demenz gemeinsam esse und als Modell zur Verfügung stehe. Dazu gehört, vielleicht auch selber einen Kleiderschutz anzuziehen. Kleckern stört den Menschen mit Demenz nicht.

Für Anwesende ist der Anblick abstoßend. Auch mit den Fingern zu essen sollte Menschen mit Demenz erlaubt sein. Die Eigenständigkeit im Essen schenkt Selbstwertgefühl und verhindert künstliche Ernährung.
– Befreie dich von Konventionen! –

Lernen, sich gegenseitig zu bereichern

„Heute ist Dienstag, guten Tag, Herr Vetter, kann ich mich zu Ihnen setzen?", klingt die vertraute Stimme einer Besucherin. Aus dem stumpfen Gesicht kommt die verzögerte Antwort „Ja". Ich setze mich hin und schiebe langsam meine Hand zum Bewohner, um ihn zu grüßen. Im Zeitlupentempo unternimmt Herr Vetter dasselbe. Er ergreift die hingestreckte Hand und umfasst sie kraftvoll. Nicht nur die Haut wird berührt. Ich bedanke mich mit den Worten: „Tut das gut, Herr Vetter! Sie geben mir Halt!" Auf dem ausdruckslosen Gesicht des Angesprochenen entfaltet sich langsam ein dankbares Strahlen und seine Augen füllen sich mit Tränen.
– Lerne, dich beschenken zu lassen! –

Lernen, sich gegenseitig zu entdecken

Beim gemeinsamen Kochen, Backen, Spielen, Singen und Tanzen erleben Menschen mit Demenz ihren Wert. Das Ausüben noch vorhandener Fertigkeiten ist stärkend. Es trägt zur Gestaltung des Alltags bei, ohne von Leistung, Pflicht und Zeitdruck beeinflusst zu werden.

Menschen mit Demenz bewegen sich oft beim Klang bekannter Musik im Raum oder klatschen im Sitzen den Rhythmus. Zum Abschied wird manchmal gewunken, ein Handkuss verteilt oder mit schwingenden Armen „Vorwärts, marsch!" durch den Raum marschiert. Solche spielerischen Ausdrucksweisen bewirken eine fröhliche, entspannte Atmosphäre und fördern wärmende, mitmenschliche Nähe.
– Freude beim gemeinsamen Spiel. –

Lernen, das Selbstwertgefühl zu stärken

Ich sitze neben einem Menschen mit Demenz, der eine schlechte Tagesform hat, und unterstütze ihn beim Mittagessen. Mit ungewöhnlichen Mitteln versuche ich, dass er etwas isst. Es ist mir bewusst, dass meine Hinweise albern sind. Ich äußere das Sprichwort: „Ist der Ruf erst ruiniert, lebt es sich …" Der sonst sprachlose Bewoh-

ner ergänzt: „ganz ungeniert." Gemeinsames Lachen erklingt und schlagartig verändert sich die Situation.
– Nimm dich selbst mal auf die Schippe! –

Lernen, zu integrieren, statt zu isolieren

Die Tochter nimmt ihre demente Mutter auf einen Seniorenausflug mit. „Das hat doch keinen Sinn, so eine verwirrte Dame mitzunehmen. Schade um das Geld, die vergisst ja alles", wird hinter der Hand gemunkelt. Die Tochter lässt diese Aussagen wie dunkle Wolken vorbeiziehen. Das gemeinsame Erleben tut gut und gibt Lebenskraft. An den folgenden Tagen ist die Mutter glücklich. Die Tochter betont immer wieder, wie schön der gemeinsame Ausflug war.
– Höre auf dein Herz, auf die Sprache der Liebe! –

Lernen, Erfreuliches zu vermehren

Klara, ein Mitglied unserer Turngruppe, erkrankt an Demenz. Für uns war es selbstverständlich, dass sie weiterhin ohne Sonderbehandlung dazugehörte. Sie kommt regelmäßig, pünktlich und befolgt erstaunlich gut die Anweisungen der Trainerin. Sie wird nie korrigiert oder bevormundet. An Ausflügen und Feierlichkeiten nimmt sie stets teil. Durch die Aktivitäten der Gruppe wird sie gefordert. Sie hat Spaß und fühlt sich dazugehörig.

Mit Hilfe des Ehemannes bewältigt sie den Haushalt. Dieser hätte einen goldenen Orden verdient. Dank seiner vorbildlichen Haltung findet sich Klara allein in ihrer näheren Umgebung zurecht. Regelmäßige, gemeinsame Spaziergänge und Einkäufe stehen auf dem Pflichtprogramm. Auch kulturell wird sie vom Ehemann gefordert. Sie nehmen am öffentlichen Leben teil, besuchen Theater, Konzerte, Vereinssitzungen und machen Städtereisen.

Dann kommt eine Zeit, die für Klara zur echten Herausforderung wird: Der Ehemann muss ins Krankenhaus. Er löst das Problem, indem er zulässt, dass seine Frau ihn zu den Voruntersuchungen begleitet. Sie fahren gemeinsam mit der Straßenbahn zur Klinik. Für die Zeit seines stationären Aufenthalts fertigt er einen Plan an, auf dem jede Haltestelle eingezeichnet ist. Was keiner für möglich gehalten hat: Klara fährt jeden Tag mit dem Plan in der Hand und besucht ihren Mann.

Es darf nicht verschwiegen werden, dass Klara in fachärztlicher Behandlung ist und medikamentös optimal eingestellt ist. Sie starb an einer Krebserkrankung.
– Eine nachahmenswerte, eindrucksvolle Haltung. –

3.5.　Impulse

Halten Sie beim Lesen einen Augenblick inne ...

- Lerne, pragmatisch auf individuelle Bedürfnisse einzugehen!
- Lerne, eine einfühlsame Haltung einzuüben!
- Lerne, Bedürfnisse und Wünsche zu erspüren!
- Lerne, statt zielorientiert, handlungsorientiert vorzugehen!
- Lerne, Kreativität und Spontaneität zu entfalten!

- Lerne, Gespräche auf Gefühlsebene zu führen!
- Lerne, die Körpersprache einzusetzen!
- Lerne, Gestik und Mimik einzusetzen!
- Lerne, ohne Hemmungen immer wieder zu wiederholen!
- Lerne, den Augenblick auszukosten!

- Lerne, eigene Gefühle zu artikulieren!
- Lerne, mutig zu experimentieren und Fehler zu riskieren!
- Lerne Zurückhaltung!
- Lerne, Gefühlsäußerungen zu verstehen!
- Lerne, Berührungsformen und Zärtlichkeit einzuüben!

- Lerne, dich nicht von der Gesellschaft klein machen zu lassen!
- Lerne, Flügelstutzer zu meiden!
- Lerne, andere Sichtweisen und Wertesysteme einzuüben!
- Lerne, dich zu „ent-ordnen"!
- Lerne Fremdes kennen!

- Lerne, Sprachrohr für Menschen mit Demenz zu sein!
- Lerne, Überstülpendes zu vermeiden!
- Lerne, geduldiger zu sein!
- Lerne, auf einen Gefühlsausdruck zu warten!
- Lerne, in jeder Situation etwas Schönes zu entdecken!

4.　Gemeinsames Erleben

Menschen mit Demenz leben in einer anderen Daseinsebene. Sinnliches Erleben, Berührungen, Rituale, Kommunikation und Konflikte haben andere Schwerpunkte. Alte Regeln verlieren nach und nach an Gültigkeit. Begleitende haben hier die Chance, einen Blickrichtungswechsel vorzunehmen, um aktiv zu bewirken, dass das Gelebte zum gemeinsamen Erleben wird.

4.1.　Sinnliche Erfahrungen

Die Stärkung der Sinneswahrnehmungen Sehen, Hören, Riechen, Schmecken und Fühlen kann mit Ritualen aktiviert werden. Sinnlichkeit entfalten ist der Weg zu den Gefühlen und ist der Weg zu sich selbst.

Den Augenblick erleben, mit dem Herzen hören, Gehör finden, auf den Geschmack kommen, den richtigen Riecher haben, Fingerspitzengefühl entwickeln, all dies sind erlernbare Kompetenzen für Begleitende. „Aufmerksamkeit ist Leben!", schreibt schon Goethe in seinem Werk „Wilhelm Meister". Er weist auf Menschen hin, die lernen zu lauschen, zu erfühlen, was innerlich bewegt und erfüllt.

Ich wünsche dir Augen,
die die kleinen Dinge im Alltag wahrnehmen
und ins rechte Licht rücken.
Ich wünsche dir Ohren,
die die Schwingungen und die Zwischentöne
im Gespräch mit Anderen aufnehmen.
Ich wünsche dir im richtigen Moment
den authentischen Ausdruck.
Ich wünsche dir Zeit,
um einfach da zu sein.

Quelle unbekannt

Sehen

Frau Schenk ist schon seit langem bettlägerig. Sie spricht gerne, auch wenn die Welt, von der sie erzählt, schon sechzig Jahre zurückliegt. Sie hat gutes Sehvermögen und nimmt visuelle Erlebnisse mit Freude auf. Längs an der Wand hängen zahlreiche Familienfotos. Ein großer Rahmen mit Bildern von ihren Kindern, Enkeln und dem kleinen Urenkel, der vor kurzem auf die Welt gekommen ist, verziert das Zimmer. Voller Stolz spricht sie immer wieder von dem kleinen Erdenbürger. Ihre Geschichten entsprechen nicht dem Alter dieses Kindes. Es sind wohl Situationen, die sie mit ihren eigenen Kindern erlebt hat. In Frau Schenks Gesicht spiegelt sich beim Erzählen Familienglück. Die Bilder von ihren Lieben sind das Medium, über das die alte Dame erreicht werden kann.
– Es ist doch gar nicht wichtig, ob das Erzählte stimmt. –

Hören

Frau Baumann besuchte früher regelmäßig klassische Konzerte. Sie liebt auch heute noch anspruchsvolle Musikdarbietungen aus dem Radio oder von Tonträgern. Frau Baumann kann sich aufgrund der zunehmenden Demenz immer schwerer im Alltag zurechtfinden. Deshalb ertönt morgens im Hintergrund beim Wachwerden leise Musik. Es ist auffallend, wie viel entspannter sich Frau Baumann umsorgen lässt. Fast spielerisch kann der Austausch der pflegerischen Handgriffe in den Ablauf der morgendlichen Toilette und des Anziehens einfließen. Die Handgriffe sind für sie keine Übergriffe mehr, gegen die sie sich wehren muss. Die Musik hilft Frau Baumann, sich zu entspannen. So kann sie Hilfe und Unterstützung annehmen.
– Frühere Hobbys bewirken Entspannung. –

Riechen

Frau Walter liegt im Bett. Ihre Sinne sind wach, ihre Augen blicken das Gegenüber aufmerksam an. Heute habe ich verschiedene Düfte mitgebracht, deren Substanzen sich in kleinen Schraubgläsern befinden. Es sind Kaffeepulver, Zimt, Kakao, Vanillestangen, Muskatnuss, Lavendel, Zitronenaroma und Rosenblätter. Nach der Begrüßung stelle ich Frau Walter mein „Duftkabinett" vor und biete in einem gewissen Abstand eines der Gläser an. Sie hebt den Kopf und schnuppert. Ich halte ihr das Glas mit dem Kaffeepulver an ihre Nase. Sie schmunzelt und sagt: „Hm." Ich kenne aus ihrer Biografie ihre Liebe zu einem frisch aufgebrühten Tässchen Kaffee. Das nächs-

te Glas ist mit Zimt gefüllt. Spontan äußert sie: „Weihnachten." Der Duft des Lavendels ist ihr angenehm. Beim Geruch von Schmierseifen-Bröckchen rümpft sie die Nase. Das verbindet sie vermutlich mit dem einstigen, anstrengenden Schrubben. Ich reiche noch weitere Duftgläser an, aber lasse sie zwischendurch den Kaffeeduft riechen, um ihre Geruchswahrnehmungen zu neutralisieren.
– Düfte wecken Erinnerungen. –

Schmecken

Seit Jahren kann sich Frau Linden nicht mehr artikulieren. Sie liebt Schokolade und Pralinen, die heimlichen Verführungen. Sie ist bettlägerig und auf Unterstützung beim Anreichen von solchen Leckereien angewiesen. Im Nachttisch liegt stets Schokolade bereit. Bei meinem Besuch gebe ich ihr nach Absprache mit dem Personal zwei, drei Stückchen. Ein deutliches „Hm" ist zu hören. Ich erzähle Frau Linden aus meinem Alltag, lese kleine Geschichten vor oder singe Volkslieder, denn aus ihrer Biografie ist sichtbar, wie sehr sie dies schätzt. Manchmal brummt sie ein wenig mit. Ohne gesprochene Worte entsteht ein intensiver Kontakt.
– Das Miteinander verbindet. –

Fühlen

Frau Gerber hat heute eine schlechte Tagesform. In allen Gliedern hat sie durch ihre Polyarthritis quälende Schmerzen. Sie will ihre Ruhe und will weder essen noch trinken. „Lasst mich doch endlich sterben!", stöhnt sie immer wieder. Nur die allernötigsten Versorgungen werden verrichtet. Beim Waschen gebe ich ihr ein weiches, feuchtes Tuch in die Hand. Sie hat Schwierigkeiten es zu halten, jammert pausenlos und wehrt sich gegen jede Berührung. Die Medikamente fegt sie mir aus der Hand.

Ich lasse mich nicht verunsichern. Mir kommt eine Idee, das Befinden von Frau Gerber vielleicht erträglicher machen zu können. Ich gehe entschuldigend aus dem Zimmer und hole den im Hause weilenden, kleinen Hund meiner Kollegin. Das Tier ist ausgebildet und besucht immer wieder pflegebedürftige Bewohner. Ich bringe den Hund ins Zimmer von Frau Gerber, denn ich weiß von ihrer Zuneigung zu Hunden. Ich hebe ihn in das Blickfeld der Klagenden.

Eine kaum zu beschreibende Veränderung ergibt sich. Die Gesichtszüge der alten Dame entspannen sich. Sie lächelt das Tier an. Vorsichtig streckt sie die Hand aus. Bei der Berührung des flauschi-

gen Fells entkrampfen sich ihre verkrümmten Finger. Liebevoll und vorsichtig berührt sie den kleinen Vierbeiner. Ein kleiner, weißschwarzer Plüschhund liegt in der Schrankecke. Ich hole dieses Kuscheltier zum Bett. Nach einer Weile wird der lebendige Hund unruhig. Er hört im Flur Frauchens Stimme. Behutsam setze ich ihn auf den Fußboden. Pfeilgeschwind rennt er hinaus. Den ausgestopften Fellgenossen lege ich unter die schmerzhafte Hand. Frau Geber ist nach diesem Erlebnis bereit, einen kleinen Happen zu essen, zu trinken und ihre schmerzlindernden Medikamente einzunehmen.
– Tiere sind Türöffner. –

4.2. Begegnungen und Berührungen

Begegnungen vermitteln Trost und Zugehörigkeit. Eine echte Begegnung gelingt, wenn jeder Beteiligte die Freiheit behält, über den Kontakt zu entscheiden. Entscheidet sich eine Person gegen den Kontakt, bleibt sie nicht sich selbst überlassen und wird nicht mit Liebesentzug bestraft. Manche Situationen erfordern besondere Achtsamkeit und Bereitschaft, sich auf eine Begegnung einzulassen.

Menschen mit Demenz sind wie Seismografen. Sie erspüren in ihrer Sensibilität die Haltung des Gegenübers. Sie erkennen, ob sie wertgeschätzt werden oder ob über sie verfügt wird, nehmen wahr, wenn ihnen mit Druck begegnet oder Macht ausgeübt wird. Dem entgegenzuwirken gelingt in der Begegnung auch über Berührungen. Wer berührt, bietet sich selbst als Gegenüber an. In dem gemeinsamen Raum der Berührung hat auch der Mensch mit Demenz die Möglichkeit, über den Kontakt mitzubestimmen.

Bewegungslosigkeit

Frau Friedrich ist seit einigen Jahren nach einem Schlaganfall bettlägerig. Sie kann weder schlucken noch sprechen. Die Laute, die Frau Friedrich äußert, sind wiederkehrendes, hörbares Weinen ohne Tränen. Dies verstärkt sich, wenn Erinnerungen in ihr wachgerufen werden, insbesondere bei Festlichkeiten im Jahresverlauf oder an Geburtstagen. Ihre Bewegungs- und Artikulationsunfähigkeit legen Frau Friedrich in starke Fesseln. Deshalb wird überlegt, was ihr Freude machen könnte.

Frau Friedrich zeigt bei Vollbädern, beim Plätschern des Wassers, beim sanften Waschen, beim Einsatz von Duftlampen und leiser Musik deutliches Wohlempfinden. Diese Momente sind für sie Höhepunkte. Sie genießt es sichtbar, frisch gebettet mit einer wohltuenden, duftenden Körperlotion eingerieben zu werden und wie neu geboren im Bett zu liegen.
– Wohlbefinden macht glücklich. –

Nähe zulassen

Frau Keller läuft den ganzen Tag unruhig über den Flur hin und her. Bei meinen ersten Besuchen gehe ich einfach mit und halte zunächst Abstand, um zu erspüren, wie viel Nähe sie ertragen kann. Dabei beobachte ich ihre Bewegungen und Gestik. Ihre Kontaktfähigkeit ist stark eingeschränkt. Mehrmals in der Woche begleite ich sie auf ihren Wegen. Nach einiger Zeit merke ich, wie sie nach mir schaut. Ihr Blick erscheint wie eine Aufforderung zum Mitgehen, der ich gern nachkomme. Wir bleiben stehen und betrachten Bilder an der Wand. Ich kann ihr mit der Zeit etwas zu trinken und kleine Häppchen zum Essen anreichen, was bei ihrem ständigen Bewegungsdrang und ihrem Untergewicht notwendig ist. Auch wenn diese Begegnung nur begrenzte Zeit dauert, bewirkt sie eine Vertiefung des Miteinanders. Die Regelmäßigkeit vermittelt Frau Keller Verlässlichkeit.
– Gestik und Mimik wirken mehr als viele Worte. –

Erholung am Strand

Eine von Mitarbeitern gestaltete Flurnische sieht aus wie eine kleine Urlaubslandschaft. Die große Wand ist mit einer Tapete mit Meer, Palmen und tiefblauem Himmel beklebt. Die runde Wandlampe ist als Sonne integriert. Ein breiter Strandkorb lädt zum Verweilen ein. Auf einem kleinen Gartentisch steht eine Schale mit Sand, Muscheln und Seesternen, daneben ein gemütlicher Strandsessel. Klangstäbe, glitzernde Glaskugeln, Tonträger und Musik mit Meeresrauschen stehen zur Verfügung bereit.
– Fantasie belebt und weckt Erinnerungen. –

Glück

Regelmäßig besuche ich Bewohner. Ich klopfe an die weit geöffnete Tür des Aufenthaltsraums und grüße die Anwesenden. Ich gehe be-

dächtig auf Frau Stocker zu, die im Rollstuhl mit gesenktem Kopf vor sich hin döst. „Kann ich mich zu Ihnen setzen?", frage ich und schiebe einen Stuhl in ihre Nähe. Ich lege meine Hand auf den Tisch, neige meinen Kopf und sehe in ihre großen, graublauen Augen: „Wir kennen uns doch?" Ganz sachte verändert sich ihre Mimik und ein deutliches „Ja" ist zu hören. Nach geraumer Zeit sage ich: „Schön, dass wir uns kennen und beisammen sind." Ich lege meinen Handrücken auf den Tisch. Sie legt langsam ihre Handfläche in meine. Ich nehme den Energiefluss wahr, freue mich und sage: „Schön, dass wir uns spüren." Ihr Gesicht beginnt, sich im Zeitlupentempo zu verwandeln. Die Mundwinkel schieben sich nach oben, die Mimik verändert sich, die Augen erhalten eine andere Ausdruckskraft. Ein Strahlen huscht über ihr Gesicht. Ein Leuchten entfaltet sich, das an einen Sonnenaufgang erinnert. Dankbar staune ich und fühle mich reich beschenkt.
– Dieses Strahlen, dieses Leuchten ist unvergesslich. –

Die Erinnerung ist das einzige Paradies,
aus dem man nicht vertrieben werden kann.

Jean Paul

Sicherheit

Ich stehe mit Frau Meier und anderen Bewohnern nach einer Veranstaltung am Aufzug, um sie in den Wohnbereich zurückzubringen. „Schwester, Schwester, ich habe solche Angst. Wo bin ich? Bitte, bitte, bringen Sie mich wieder nach Hause. Bitte, halten Sie meine Hand!", ruft Frau Meier unablässig. Zwei Rollstühle sind zu bewegen. Ich kann sie nicht an der Hand führen. Während der Wartezeit reiche ich ihr meine ausgestreckte Handinnenfläche entgegen und biete ihr an, ihre Hand in die meine zu legen. Sie tut das ohne Zögern. Vorsichtig lege ich nun meine andere Hand sachte auf ihren Handrücken. Ich erkläre ihr, dass die anderen Bewohner meine Unterstützung brauchen, wenn die Aufzugtür aufgeht, und mache ihr verständlich, dass die Berührung dann wieder gelöst werden muss. Diese individuelle Zuwendung gibt ihr Ruhe und Halt, auch wenn es nur für einen kurzen Augenblick ist. Beim Schieben der Rollstühle folgt sie ruhig und unaufgefordert. Ohne ängstliche Äußerungen erreicht sie ihre vertraute Umgebung im Wohnbereich.
– Erklärende Zuwendung mindert Unsicherheit und Angst. –

Ermutigende Zusage

Frau Wanner sitzt in sich gesunken weinend vor mir. Ich gehe langsam auf sie zu, begrüße sie und frage: „Kann ich meine Hand auf Ihren Rücken legen?" Die Mimik von Frau Wanner verändert sich. Achtsam lege ich meine Handfläche auf ihren Rücken und beginne Achtertouren zu zeichnen. „Das ist eine liegende Acht, das bedeutet Unendlichkeit", sage ich ohne auf eine Antwort zu warten. Ich spüre wie Frau Wanner meine Berührung annimmt. Nach einer Weile drücke ich meine Handfläche auf ihren Rücken und spreche langsam und deutlich in ihr Ohr: „Sie sind unendlich geliebt." Ein Lächeln huscht über ihr trauriges Gesicht.
– Mutig neue Formen wählen. –

Gegenseitigkeit

Mit einem Händedruck begrüße ich Herrn Walter. Er spürt, dass meine Hände ganz kalt sind. Unverzüglich beginnt er, meine Hände zu reiben. Ich setze mich auf den Stuhl neben ihn und lasse es geschehen. Bei seiner Tätigkeit spricht er leise mitfühlende, zärtliche Worte. Ich bedanke mich und freue mich über die erhaltenen warmen Hände. Spontan gibt er mir einen Handkuss, den ich dankbar entgegennehme. Seine Augen leuchten, er strahlt mich an und ich strahle zurück.
– Gegenseite Dankbarkeit einüben. –

Berührung

Wir brauchen die
Berührung,
aber nicht nur
die Berührung der Haut,
die bei der Haut stehen
bleibt,
sondern eben die
Berührung,
die über die Haut
hinaus zur Seele
und zum Geist reicht,
weil sie auch in der Seele
und im Geist
des Berührenden
begonnen hat.

Ulrich Schaffer

4.3. Rituale

Rituale sind Handlungsabläufe nach vorgegebenen Regeln und beinhalten hohen Symbolgehalt. Sie werden häufig von bestimmten Wortformeln und festgelegten Gesten begleitet und sind deshalb etwas Vertrautes. In einfacher Form haben sie sich in unsere Gefühls- und Erlebenswelt eingeprägt. Sie sind uns Stütze und Halt, besonders in Zeiten von Krankheit und Veränderungen. Für Menschen mit Demenz sind sie Basis der zwischenmenschlichen Begegnung und fördern Gemeinschaft.

Stärkendes Ritual

Frau Schulz sitzt auf dem Flur des Wohnbereichs. Bei den Begegnungen mit ihr bediene ich mich immer des gleichen Rituals. Ich bleibe vor ihr stehen, beuge die Knie, um in gleicher Augenhöhe zu sein, strecke meine Hand zum Gruß entgegen und sage: „Guten Morgen, Frau Schulz." Aufmerksam schaut sie mich an. Zögerlich, mich genau beobachtend, streckt sie mir langsam ihre Hand zum Gruß entgegen. Leise, vorsichtig ertönen die Worte: „Ach, guten Morgen!"
Ihre Unsicherheit und Angst sind deutlich spürbar. Durch wiederkehrendes Vorgehen werden ihre Reaktionen sicherer. Mit der Zeit streckt sie mir von sich aus ihre Hand entgegen. Sie fasst fester zu und die Gesichtszüge entspannen sich. „Wie schön, Sie zu sehen! Hübsch sind Sie heute frisiert! Sie haben heute ein geschmackvolles Kleid an." Das Vertrauen von Frau Schulz wächst und ermöglicht weitere Aktivitäten.
Mit der Zeit begleitet sie mich über den Flur. Wir gehen zu einer Fühl- und Tastwand. Das ist eine große, an der Wand angebrachte Holzplatte, die mit verschiedenartigen Gegenständen mit unterschiedlichen Oberflächen beklebt ist. Bunte Federn zum Schauen, verschiedenartige Fellstücke zum Streicheln, farbige, blinkende Sterne, Borsten und Steine zum Ertasten. Wir erleben neue Eindrücke und sinnliche Erfahrungen. Beim Blick durch das Fenster sprechen wir über Tages- und Jahreszeiten.
– Baue über Rituale Vertrauen auf! –

Außergewöhnliches Ritual

Frau Schulte, die ihre 90 Jahre weit überschritten hat, stochert in ihrem Essen herum. Beim Ermutigen sage ich ihr leise ins Ohr, dass wir nach der Mahlzeit ein gemeinsames Geheimnis haben. Ihre Augen

beginnen zu blitzen. Den Nachtisch isst sie mit Genuss. Frau Schulte schiebt ihren Stuhl zurück. Sie steht auf und gemeinsam spazieren wir zu ihrem Zimmer. Beim kleinen Seitenfach ihres Wohnzimmerschranks öffnet sie die Tür. Sie greift nach einer Zigarettenschachtel, betrachtet sie und ihre Augen leuchten. In einer separaten Flurnische setzt sie sich neben einen kleinen Tisch in einen bequemen Lehnstuhl. Mit spitzen, verkrümmten Fingern öffnet sie die Schachtel und zieht eine Zigarette heraus. Sie bemerkt, dass die Zigaretten dünner geworden sind. Ich entflamme das Feuer. Die Zigarette beginnt zu brennen. Genussvoll nimmt sie den ersten Zug. Mit ihren graublauen Augen strahlt sie mich an und fragt: „Rauchen Sie nicht?" „Nein", ist meine Antwort. Mit skeptischem Ausdruck erwidert sie: „Sie rauchen nicht und genießen es dennoch?" „Ich freue mich, Sie in Ihrem Genuss zu begleiten", ist meine Antwort. Sie greift nach meiner Hand und lächelt mich mit ihrem faltigen Gesicht an.
– Schaffe genussvolle Momente! –

Gebetsritual

Frau Moser ist seit Monaten bettlägerig. Früher habe ich sie in die Kirche begleitet. Jetzt liegt sie und döst mit zahnlosem Mund und halboffenen Augen vor sich hin. Ihre verkrampften Hände ruhen auf der Bettdecke. „Guten Tag, Frau Moser, heute ist Mittwoch. Ich komme Sie besuchen", ist meine Begrüßung. Sanft berühre ich ihre Hand. Ich nehme ihren Arm, lege ihn vertikal auf meinen Körper und streiche langsam den Unterarm mit der Handfläche. Bei steter Wiederholung entkrampfen sich die Finger. Bekannte Volkslieder begleiten mein Tun. Durch ihre Mimik erkenne ich ihr Wohlbefinden.
– Rituale wirken stärkend. –

Dann stimme ich ein Kirchenlied an und spreche anschließend:

Der Herr ist mein Hirte,
mir wird nichts mangeln.
Er weidet mich auf einer grünen Aue
und führet mich zum frischen Wasser.
...

Und ob ich schon wanderte im finstern Tal,
fürchte ich kein Unglück;
denn DU bist bei mir,
dein Stecken und Stab trösten mich.

Psalm 23

4.4. Führen

Beim Führen und Spazierengehen ist es sinnvoll, wenn Menschen mit Demenz „tonangebend" sind. Ihr Selbstbewusstsein wird dadurch gefördert und gestärkt.

Führen mit flacher Hand

Eine erprobte Form des Führens ist, die flache Hand auf den Rücken des Geführten zu legen und in Körperkontakt neben ihm herzugehen. Beim Richtungswechsel wird mit leichtem Druck von Daumen oder kleinem Finger die entsprechende Richtung angegeben. So gibt man Orientierungshilfe, ohne vorwegzugehen.

Führen mit Unterarmen

Eine andere Möglichkeit ist, dem Menschen mit Demenz mit ausgestreckten Unterarmen gegenüberzutreten. Er kann seine Arme darauf legen, beim Rückwärtsgehen wird der Augenkontakt gehalten. Rhythmische Bewegungen und Töne können in das Gehen integriert werden.

Führen mit der Hand

Die ausgestreckten Hände werden gerne von den Menschen mit Demenz angefasst. Das gibt vertrauensvolle, stärkende Nähe. Dies ist eine behutsame Begleitung, die Richtungswünsche erlaubt.
– Wer sich führen lässt, kann führen. –

Es ist nicht zu wenig Zeit, die wir haben,
sondern es ist zu viel Zeit, die wir nicht nutzen.

Lucius Seneca

Im Nebel

Seltsam, im Nebel zu wandern!
Einsam ist jeder Busch und Stein,
Kein Baum sieht den andern,
Jeder ist allein.
...

Wahrlich, keiner ist weise,
Der nicht das Dunkel kennt,
Das unentrinnbar und leise
Von allem ihn trennt.

Seltsam, im Nebel zu wandern!
Leben ist Einsamsein.
Kein Mensch kennt den andern,
Jeder ist allein.

Hermann Hesse

4.5. Nonverbale Kommunikation

Gespräche mit Menschen mit Demenz dienen weniger der Informationsvermittlung als dem Vermitteln von Nähe und Vertrautheit. Die Betroffenen verlieren einen Teil ihrer Lebensgeschichte, jedoch bleiben Gefühle und Antriebe aus vergangenen Erlebniswelten erhalten. Der Alltag ist für sie nicht mehr verständlich. Sie verlieren ihre innere Uhr. Sie leben im Augenblick, spontan und gefühlsbetont, wie das bei Kindern zu beobachten ist.

In Begegnungen untereinander finden Menschen mit Demenz gegenseitiges Verstehen und Anteilnahme, auch wenn der Zuhörer dem Gespräch nicht folgen kann. Je reduzierter, erloschener die verbale Kommunikation mit Menschen mit Demenz ist, desto wichtiger ist die nonverbale und taktile Zuwendung. Beim Sprechen mit Menschen mit Demenz ist Authentizität der Schlüssel der Verbundenheit und des Vertrauens, das heißt, Gefühle und Gedanken sollten mit Gestik und Mimik übereinstimmen. Fragen, die mit „Ja" oder „Nein" zu beantworten sind, unterstützen die Kontaktaufnahme.

Wiederholungen

Frau Fischer läuft rastlos den Flur auf und ab. In der Begegnung mit Personal, Mitbewohnern und Besuchern grüßt sie immer wieder freundlich. Sie nimmt nicht wahr, wem sie schon „Guten Tag" gesagt hat. Es ist für sie wichtig, dass ihr Gruß erwidert wird und diese Umgangsform beachtet wird. Spaziert Frau Fischer mit ihren Kindern durchs Haus, wiederholt sie ihre Begrüßungsform. Sie nimmt jede Begrüßung sehr ernst und ist mit Blickkontakt „ganz bei der Sache".

Nonverbaler Begleiter

Die hochbetagte Tante bekommt von der Nichte ein flauschiges Hündchen mit dem Namen „Peterli". Es bewegt den Kopf und die Augen und wedelt mit dem Schwanz. Durch das ungewohnte Gewicht liegt es spürbar in den Armen. Die Tante „verliebt" sich in diesen Gefährten. Bei allen Verrichtungen ist das Hündchen dabei.

Peter ist der Name ihres verstorbenen Mannes. Die früher unnahbare Bewohnerin wird zugänglicher. Über das Tier werden Wünsche an sie herangetragen, die sie widerstandslos befolgt. Auch während der Sterbephase und im Sarg bekommt der treue Begleiter seinen Platz.

„Nonverbal" ist nicht „gefühllos"

Beim morgendlichen Gang von Tisch zu Tisch begrüße ich die anwesenden Damen und Herren. Frau Müller ist heute besonders unruhig. Sie hantiert unablässig mit den Händen und ihre Füße trappeln im Sitzen. Vorsichtig lege ich meine flache Hand auf ihre Schulter und erspüre, ob sie das zulassen kann. Achtsam streichle ich über ihren Rücken. In der Herzgegend beginne ich mit leichten Kreisbewegungen, wobei ich die ganze Handfläche auflege. Beugt sie sich nach vorne, verzieht sie ihr Gesicht als Zeichen des Unbehagens und meidet den berührenden Kontakt, so beende ich das Vorgehen. Gegenseitiges Sehen und Wahrnehmen ist Schwerpunkt in der nonverbalen Kommunikation.

Verständigungsschwierigkeiten

Beim Verteilen der Medikamente weigert sich Herr Steiner, die Tabletten einzunehmen. „Sie wollen mich vergiften. Sie wollen mich loswerden!", schreit er mich an. Ich lege die Medikamente wortlos an seinen Platz und entferne mich. Herr Steiner schluckt sie ohne weitere Aufforderung selbstständig. Er beobachtet mein Mienenspiel und

fragt: „Weshalb sind Sie traurig?" „Wir haben Sie so gerne bei uns",
ist meine Antwort. Ich gehe auf ihn zu und strecke ihm lächelnd beide Hände entgegen. Er ergreift sie und erwidert froh meinen Blick.

Impulse

Halten Sie beim Lesen einen Augenblick inne ...

* Auch wer nicht mehr sprechen kann, hat noch viel zu sagen.
* Die Sprache der Berührung ist unser aller Muttersprache.
* Der Vorname bleibt am längsten in Erinnerung.
* Verständigung ohne Worte ist einzuüben.

4.6. Konfliktsituationen

In der Begleitung von Menschen mit Demenz ergeben sich oft Kon-
frontationen mit starken Gefühlsschwankungen zwischen Aggres-
sion und Depression. Für Begleitende kann es schwer sein, Wider-
stand, Abwehr und offene Ablehnung auszuhalten. Werden eigene
Gefühle verletzt, kann es zu einer emotionalen Reaktion kommen,
die eine Konfliktspirale bewirkt. Auf der kognitiven Ebene, also mit
Argumenten, können Konflikte nicht mehr gelöst werden. Besser ist,
sie zu vermeiden. Dazu ist entscheidend, die „Erwachsenen-Rolle"
im Umgang mit dementen Menschen nicht zu verlieren. An der „Erwachsenen-Rolle" prallen persönliche Angriffe ab.

„Werkzeuge" zur Vermeidung von Konflikten:

* Umgebung nicht verändern
* Unter- und Überforderung vermeiden
* Gesunde Anteile stärken, Ressourcen entdecken
* Gefühle bestätigen
* Entspannung durch Humor herbeiführen
* Entlastung durch Bewegung ermöglichen
* Anerkennung geben

Einfühlung mit Kreativität

Eine Rollstuhlfahrerin mit fortgeschrittener Demenz schreit, weint und lamentiert im Flur. Einige Versuche, sie zu beruhigen, bleiben wirkungslos. Ich erkenne die unerträgliche Situation und bewege mich langsam auf die Bewohnerin zu. Ich nehme Augenkontakt auf und sage: „Guten Tag, Frau Wagner. Sie müssen in einer besonderen Not sein." Die Augen der Rollstuhlfahrerin verändern sich. Ich frage: „Ist es okay, wenn ich Sie ins Treppenhaus fahre, damit wir in Ruhe miteinander sprechen können?" Sie lässt es geschehen und schenkt der neuen Umgebung wenig Aufmerksamkeit. Ich gehe in die Hocke, gucke Frau Wagner ruhig und verständnisvoll an und wiederhole die Aussage: „Frau Wagner, ich spüre Ihre Not. Sie sind wütend, verärgert und traurig. Sie geben Ihren Gefühlen Ausdruck durch Schreien. Das ist schwer für Sie, die Umgebung und für mich. Machen Sie eine Faust und schlagen Sie auf die Armlehne des Rollstuhls." Frau Wagner befolgt den Hinweis und wird in ihrem Tun von mir unterstützt. Das Schreien, die Tränen, der Gefühlsausbruch verblassen. Wir beginnen zu schmunzeln, denn der vertraute Begriff aus der Kindheit der Bewohnerin „Butterstoßen" kommt ins Spiel. Frau Wagner fühlt sich verstanden. Ohne weitere Gefühlswallungen findet Frau Wagner den Weg in die Runde zurück. Sie ist auf- und angenommen und integriert. – Nimm Gefühle ernst! –

Trost finden

Frau Schmitt irrt weinend mit angstverzerrtem Gesicht durch den Flur und murmelt, dass sie verfolgt und getötet werde. Ich gehe langsam auf sie zu, bleibe in einigem Abstand vor ihr stehen und sehe sie an. Nach einer geraumen Zeit begrüße ich sie mit den Worten: „Guten Morgen, Frau Schmitt, kommen Sie zum Gesprächskreis?" Sie schlurft neben mir her. Ich lege meine flache Hand achtsam auf ihren Rücken.

Die Teilnehmenden des Gesprächskreises wissen, dass es für Menschen mit Demenz wohltuend ist, in ihrem „Sosein" dazuzugehören.

Ich biete Frau Schmitt einen Sessel neben mir an. Selbstbewusst steuert sie auf einen anderen zu. Ich frage sie, ob wir ihr etwas singen dürfen, damit sie erlebe, dass sie in dieser Runde willkommen sei. Es erfolgt ein klares „Ja". Wiederholend singen wir „Herzlich willkommen". Sie singt mit. Nach Beendigung huscht ein Lächeln über ihr Gesicht. Ein lautes „Dankeschön" ertönt. Das weitere Zusammensein verläuft bereichernd und störungsfrei.
– Fördere Integration mit kleinen Schritten! –

Wünsche erkennen und erfüllen

Frau Bach will immer zur Mutter nach Hause, denn sie wäre alleine und das Haus sei nicht abgeschlossen. Kontinuierlich kommt immer wieder die gleiche Bitte. Nach Absprache mit dem Team erstelle ich einen Schlüsselbund mit Anhänger, auf dem ihr Name mit Adresse steht. Diesen Schlüsselbund trägt sie immer mit sich herum. Frau Bach ist wesentlich ruhiger, ausgeglichener und nimmt an Unterhaltungen teil.
– Veränderungen durch erkannte Wünsche. –

Entlastung durch Fingerspiele

Eine Bewohnerin zieht im Wohnraum immer wieder ihren Pullover aus. Alles Zureden ist erfolglos. Eine Begleiterin fragt, ob sie sich neben sie setzen dürfe. Mit Kopfnicken wird die Frage beantwortet. Sie wird aufgefordert, die flache Hand auf die Tischfläche zu legen. Die Anwesende legt ihre darauf.

Weitere Hände folgen. Langsam wird die erste Hand hervorgezogen und wieder daraufgelegt. Die Bewohnerin kopiert das Vorgehen. Es geht immer schneller, bis ein Chaos entsteht. Das gemeinsame Tun wird mit Lachen begleitet und so lange wiederholt bis die Bewohnerin die Hände sinken lässt und stöhnt: „Müde." Das Pullover Ausziehen ist nicht mehr angesagt.
– Ablenkung verändert Bedürfnisse. –

Schwieriges Essverhalten

Eine stark demente Bewohnerin mit Bewegungsdrang wird achtsam zum Tisch mit dem bereitstehenden, passierten Essen geführt. Sie schüttet Orangensaft auf ihr Essen. Der Löffel wird ihr gereicht, den sie kurzerhand auf die Seite legt. Stattdessen setzt sie ihre Hände ein. Das äußere Bild ist abstoßend. Dennoch isst sie alles mit Genuss auf. „Toll, alles schon aufgegessen. Das muss Ihnen gemundet haben!", wird sie lobend angesprochen. Vorsichtig werden die Kleckereien entfernt.
– Mutig neue Wege gehen und einfach machen lassen. –

Mit den Händen zu essen, ist die elementarste Verrichtung, die der Mensch als erstes erlernt. Alltagsbegleiter füttern nicht, geben nicht Essen, sondern unterstützen beim Essen.

Beachten:

- Vertrautes Besteck bereitlegen.
- Löffel und Trinkbecher erst bei Schwierigkeiten einsetzen.
- Begleitende sitzen mit Bewohnern am Tisch und essen mit.
- Unterstützung geben, Gabel mit der Kost vorbereiten.
- Hand zum Griff führen.
- „Guten Appetit!", „Oh, das mundet!", ist stets zu wiederholen.
- Eigenständiges Vorgehen wird hörbar gelobt, spornt Andere an.
- Weder korrigieren noch sauber wischen.
- Kleckern ist erlaubt, gesäubert wird nach dem Essen.

Schwierige Körperpflege

Frau Wilke ist freundlich und kontaktfreudig. Gleichzeitig lehnt sie körperliche Berührung mit wiederkehrenden Gefühlsausbrüchen ab. Bei ihrer fortschreitenden Demenz braucht sie beim Waschen und beim Anziehen Unterstützung, was häufig zu starken Auseinandersetzungen führt. Ich erprobe einen einfühlsamen und achtsamen Umgang mit ihr. In dieser Situation steht die Grundpflege nicht im Vordergrund, sondern das Wohlbefinden. Eine spiegelbildliche Unterstützung mit der immer wieder gleichbleibenden Frage „Darf ich ...?" ist fester Bestandteil unseres Miteinanders. Ich achte darauf, keine schnellen Griffe einzusetzen. Beim Auswählen der Kleidung versuche ich, Frau Wilke mit anerkennenden Worten zu motivieren. Ich lobe sie, spreche ihr ermutigende Worte zu und überschreite die Grenzen nicht, die Frau Wilke deutlich aufzeigt. Es ist ein zeitintensives Vorgehen, Frau Wilke in der morgendlichen und abendlichen Pflege zu begleiten. Ich organisiere meine Arbeitseinteilung um und pflege Frau Wilke am Ende meiner Tätigkeit. Ich spüre mit der Zeit ein wachsendes Vertrauen. Die Gefühlsausbrüche werden seltener. Frau Wilke lernt, Berührungen und notwendige Handgriffe zuzulassen und anzunehmen.
– Baue Vertrauen auf und gehe Schritt für Schritt! –

4.7. Szenen aus der häuslichen Pflege

Die häusliche Pflege ist die schwerste, zugleich die beste Umgebung für Menschen mit Demenz. Eine gute Organisation zur Erhaltung der eigenen Selbstständigkeit und Gesundheit steht im Vordergrund. Es besteht dabei die Gefahr, dass der Betreuende belasteter ist als der Betroffene.

Abgrenzung

Frau Seidel, 90 Jahre, hat eine beginnende Demenz. Nach einem Schlaganfall wird sie in ihrer Stadtwohnung gepflegt. Nachts, wenn sie nicht schlafen kann, beginnt sie zu rufen: „Anna, Anna, Anna, komm, hörst du mich nicht?" Ich versuche erfolglos, sie mit liebevollen Worten, mit Strenge, mit endlosen Erklärungen zu beruhigen. Immer wieder ertönt die gleiche Aussage: „Anna!, Anna!" Mit der Zeit erkenne ich, dass nichts Dringendes, Schmerzhaftes vorliegt, sondern dass das nervenaufreibende Rufen ein Zeitvertreib ist. Ich grenze mich ab, indem ich mich im Bett auf die Seite drehe mit dem Gedanken: „Schön, dass mein Name „Anna" im Universum erklingt." Mit diesem Gedanken schlafe ich ein. Die Rufende tut dasselbe.

Herausforderung

Nach einigen Wochen beginnt Frau Seidel wieder zu rufen. Sie wählt eine andere Formulierung: „Anna, Anna, komm bitte, ich muss sterben und wenn du nicht kommst, wirst du deines Lebens nicht mehr froh." Das anhaltende Rufen ist aufreibend. Alles liebevolle Zureden, auch klare, deutliche Worte sind erfolglos. Mitten in der Nacht entscheide ich mich, alles wortwörtlich aufzuschreiben, um mit diesen Angaben professionelle Hilfe anzufordern. Konzentriert schreibe ich Wort für Wort auf. Das Rufen verstummt und wird nie wieder gehört.

Indische Legende

In einem Dorf gab es einen uralten, starken und wunderschönen Baum. Eines Tages durften alle Bewohner des Dorfes und des gesamten Tales ihre Sorgen, Nöte und Probleme in einem Paket verschnürt an diesen Baum hängen. Sie mussten jedoch ein anderes, fremdes Päckchen mit nach Hause nehmen. Zu

*Hause angekommen, öffneten alle ihr neues Paket. Sie waren
sehr bestürzt, erschienen die Sorgen in den fremden Paketen
doch viel größer als die eigenen. Schnell gingen alle wieder
zum Baum zurück. Der stand still und weise lächelnd im Sonnenschein. Sie hängten das fremde Päckchen an den Baum,
suchten ihr eigenes, gingen nach Hause und waren zufrieden
mit ihren eigenen Problemen.*

Kreativität

Frau Seidel kann nur kurze Zeit allein gelassen werden. Am liebsten
hätte sie ihre vertraute Person 24 Stunden um sich. Schon am Morgen fragt sie: „Bleibst du hier, gehst du fort?"
Dieses Fragen ist nervig. Mit Kreativität und Fantasie verschaffe
ich mir Erleichterung. Ich beginne zu singen und verstärke die Aussagen meiner Worte mit Bewegung: „Ich bleib' bei dir, ich gehe nicht
fort, an deinem Herzen ist der schönste Ort." Es wird gelacht und es
entsteht eine gegenseitige Entspannung.

Selbstbewusstsein stärken

Frau Seidel hat in der Jugend eine strenge, religiöse Sozialisation
erfahren. „Liebe deinen Nächsten ..." dominierte. Der zweite Teil
des Verses „... wie dich selbst" fand kaum Entfaltungsraum. Ihr
schwankender Gemütszustand ist begleitet von Ängsten und Zwei-
feln. Ich setze mich auf die breite Armsessellehne und versuche, ihr
Selbstbewusstsein zu stärken. Ich beginne mit dem Daumen, strecke
ihn in die Höhe und spreche mit ihr zusammen: „Ich bin spitze!"
An den Fingern weiterzählend wiederholen wir: „Ich bin spitze, ich
bin spitze!" Spätestens beim dritten Mal dieser Aussage ertönt in
zweifelnder Stimmlage: „Ich bin gar nicht spitze!" Zielgerichtet wird
weitergezählt. Beim fünften Mal zeigt die Hand auf das Gegenüber
und lachend wird gesagt: „Du bist spitze!"

Dranbleiben

Die Haustür fällt krachend ins Schloss. Das ist nicht auszuhalten,
immer wieder die gleiche Frage: „Bleibst du hier, gehst du fort?",
brumme ich vor mich hin. Die Erkrankte ist in der Obhut einer Bekannten. Was soll ich tun? Wie geht es weiter? Wie kann ich diese
Monotonie aushalten? Gedankenversunken, mit hängendem Kopf,
gehe ich über den nassen Bürgersteig und überquere einen kleinen

Parkplatz. Ich erschrecke. Habe ich richtig gesehen? Ein kreisrunder Regenbogen leuchtet auf dem nassen Pflaster. Ich bleibe stehen. Ausgeschüttetes Benzin hat ihn hingezaubert. Ich reibe mir die Augen und atme tief, um dieses kleine Wunder in mich aufzunehmen. Ich hebe meinen Kopf. Ein Sonnenstrahl erhellt mein Gesicht. Neue Gedanken blitzen auf: „Bei meiner Rückkehr will ich neu anfangen."

Nicht müde werden,
sondern dem Wunder
leise,
wie einem Vogel,
die Hand hinhalten.

Hilde Domin

Beratungsgespräche

Professionelle Beratungsgespräche sind für Angehörige und Betreuungspersonal unentbehrlich. Die Voraussetzung dafür ist die Bereitschaft, Unterstützung anzunehmen. In Beratungsgesprächen dürfen intime Gefühle ohne Scham und Schuld mitgeteilt werden.

Blickrichtungswechsel

Eine Tochter, die ihre Mutter mit Demenz pflegt, erzählt folgende Begebenheit. Sie fühlt sich gezwungen, die Eigengefährdung der Mutter zu verhindern. Dazu verschließt sie Schränke, entfernt Scheren und spitze Gegenstände. Sie unterbindet das Zerschneiden von Gegenständen und das stetige Umräumen. Mit Bestürzung erzählt die Tochter, wie die Mutter nun aus dem Herrgottswinkel die Marienfigur, die sie verehrt, weggeholt und auf die Fensterbank gestellt hat. Nach einer Weile erlaubt sich die Zuhörerin die Bemerkung: „Maria freut sich doch, dass sie endlich aus dem Fenster gucken kann!" Die Stimmung verändert sich schlagartig. Das Gespräch nimmt einen gelösten Verlauf. Die Zeit wird genutzt, sich zu entspannen, zu lachen und Kräfte zu sammeln für den weiteren Weg.
– Lachen ist grenzenlos und kennt keine Sprachbarrieren. –

Nimm das Leben mit Humor, vieles kommt dir leichter vor.

Redensart

Der glanzlose Stein

In einem Juwelierladen konnte ein Brautpaar sich nicht satt genug an den Edelsteinen sehen. Sie staunten über die Vielfalt der Steine, über ihr Leuchten und Glitzern. Plötzlich stutzten sie. Vor ihnen lag ein gewöhnlicher Stein, matt und ohne Glanz.
Wie kommt denn der hierher?

Diese Frage hörte der Juwelier und musste lächeln.
„Nehmen Sie diesen Stein ein paar Augenblicke in Ihre Hand!"

Als die Braut später die Handfläche öffnete, strahlte der vorher glanzlose Stein in herrlichen Farben. „Wie ist das möglich?"

Der Fachmann wusste die Antwort: „Das ist ein Opal, ein sogenannter sympathetischer Stein. Er braucht nur die Berührung mit einer warmen Hand und schon zeigt er seine Farben und seinen Glanz. In der Wärme entzündet sich leise und lautlos sein Licht."

Dieser Stein ist ein tiefes Symbol für alles Gutsein und alles Zarte in unserem Leben. Es gibt so viele Menschen auf der Erde, arm und reich, klein und groß, gebildet und einfach, die alle nur der Berührung einer warmen Hand, eines lieben Wortes, einer kleinen Zärtlichkeit, einer wohlwollenden Geste, eines teilnehmenden Blickes, einer helfenden Tat bedürfen, um aufzustrahlen im Licht der Freundlichkeit, um das Wunder der Zuneigung zu erfahren, um hell zu werden im Glanz einer leisen Begegnung.

Quelle unbekannt

Liebe ist das einzige, was wächst, indem wir es verschwenden.

Ricarda Huch

5. Sexualität in neuer Sicht

Das Thema „Sexualität" verdient ebenfalls einen Blickrichtungswechsel. Früher ist Sexualität im Alter tabuisiert, verheimlicht, belächelt und verurteilt worden. Der Dreiklang „Zärtlichkeit – Eros – Sexualität", zusammengefasst unter dem erweiterten Begriff „Sinnlichkeit", gehört zum Mensch-Sein, ist von der Natur gegeben und ist Gottes Schöpfergabe.

Diese Aussagen als Begleitperson zu verinnerlichen führt zur Wertschätzung des ganzen Menschen mit all seinen Bedürfnissen. Sexualität ist ein menschliches Grundbedürfnis mit unterschiedlichsten Ausformungen und wirkt wie ein Motor, ist ein Energiespender und schenkt Lebendigkeit und Kreativität. Viele Menschen erleben sie als einen wichtigen Bestandteil ihres körperlichen und geistigen Wohlbefindens.

Auch Menschen mit Demenz haben diese Bedürfnisse und ein Recht, ihre Sexualität auszuleben. Beurteilungen und Einengungen sind zu vermeiden. Vielmehr soll eine Haltung gefunden werden, die es jenen Menschen erlaubt und ermöglicht, dieses Bedürfnis zu stillen.

Die Definition von „Gesundheit" der Weltgesundheitsorganisation (WHO) lautet: „Gesundheit ist der Zustand des vollständigen körperlichen, mentalen und sozialen Wohlergehens und nicht allein die Abwesenheit von Krankheit oder Gebrechen." Zu diesem Wohlbefinden kann die Sexualität einen wichtigen Beitrag leisten. Körperliche Beschwerden werden gemindert, Glücksgefühle gefördert und positive Energien entfalten sich.

Der Zusammenhang zwischen Sexualität und Gesundheit ist in zahlreichen Studien untersucht worden. Die sexuelle Zufriedenheit bildet in vielen Partnerschaften eine wichtige Voraussetzung für die Stabilität der Beziehung. Paare, die offen über ihre Sexualität sprechen, lernen sich besser kennen, achten mehr auf ihre eigenen Gefühle und zeigen mehr Zuneigung. Das sind nur einige Gründe, die aufzeigen, wie bedeutungsvoll es ist, sich mit dem Thema Sexualität auseinanderzusetzen.

5.1. Enttabuisierung

Grundsätzlich ist Sexualität in vielen Gesellschaften und Kulturen ein Tabu. Sie gilt als etwas Intimes und Geheimnisvolles und gehört nicht an die Öffentlichkeit. Das Tabuverhalten zum Thema Sexualität führt ins Mittelalter zurück. Damals begann die Abwertung des eigenen Körpers und führte in den westlichen Religionen zur Trennung von Körper, Seele und Geist.

Der Körper wurde zum „sündigen Fleisch" degradiert und Sexualität unter Ausschluss des Lustfaktors auf das Zeugen von Kindern reduziert. Menschen, die im Zölibat lebten, waren aus religiöser Sicht höher angesehen. In anderen Kulturen gab es ähnliche Zerrbilder.

Diese Sichtweise hat sich bis in die 60er-Jahre des vergangenen Jahrhunderts erhalten.

Oswald Kolle, ein deutscher Journalist und Filmproduzent, war maßgeblich in den 1960er- und 1970er-Jahren an der Popularisierung der sexuellen Aufklärung beteiligt, die eine neue Sichtweise aufzeigt. Sexualität wurde enttabuisiert, erhielt vordergründig eine Lustbetonung und wurde in der Ideologie des gegenwärtigen Zeitgeistes aus vielen Fesseln gelöst. Das Pendel ist ausgeschlagen. Eine von Gott geschenkte, natürliche Kraftquelle wurde befreit.

Sexualität spielt in jeder Lebensphase, im Alter und auch bei Menschen mit Demenz, eine mehr oder weniger bedeutsame Rolle. Menschen mit Demenz haben die kognitive Ebene verlassen und leben in der Welt der Gefühle, deshalb spenden Gefühle und nicht der Verstand Halt, Trost und Sicherheit.

Der Weg zu den Gefühlen führt über die Belebung der Sinne und umgekehrt. Wir können die Gefühle von Menschen mit Demenz über die Belebung ihrer Sinne erreichen. Dieser Weg darf aber kein „Geheimweg" sein. Wer dies verinnerlicht und danach handelt, kann mit Menschen mit Demenz ein gegenseitig bereicherndes Miteinander erleben und ihnen das Gefühl des angenommen Seins durch körperliche Nähe schenken.

Das Streicheln des weichen Fells einer Katze oder eines Hundes ist ein höchst sinnlicher Akt. Solche Kontakte mit lebendigen, warmen, atmenden Wesen machen Menschen mit Demenz oft ruhiger, zufriedener und sprechbereiter.

Die Tatsache, dass diese Menschen oft nicht mit Lebenspartnern verbunden sind, hat zur Folge, dass sie andere Formen der Zärtlichkeit suchen, individuell ausprobieren und leben. Ihnen dabei entgegenzukommen, kann für Begleitpersonen beispielsweise bei der Körperpflege möglich sein, auch beim Servieren des Essens oder schlicht und einfach in den alltäglichen Begegnungen.

Schon eine kleine Berührung ist Nahrung für die Seele. Die basale Stimulation bekommt einen bedeutsamen Stellenwert. Das Berühren von Schläfe, Nacken und Stirn, wie es bei Säuglingen und Kleinkindern durchgeführt wird, hat etwas Tröstendes, Beruhigendes und Wohltuendes. Das kann auch für Menschen mit Demenz individuell und achtsam angewendet werden. Der wohlwollende Blick in die Augen stärkt und ermutigt. Individuelle Fuß- und Handmassagen mit Eincremen fördern Entspannung und bewirken ein wohltuendes Miteinander. Das ist „emotionale Nahrung", die den ganzen Menschen umfasst, Geborgenheit gibt und elementare Bedürfnisse stillt.

5.2.   Begleitung in der Körperlichkeit

Aus medizinischer Sicht gibt es keine Gründe, im Alter nicht mehr sexuell aktiv zu sein. Der Körper altert – die Liebe nicht. Die Libido, das Lustgefühl, im engeren Sinne das Verlangen nach Lustgewinn durch sexuelle Beziehungen, ist eine tief verwurzelte Empfindung und ein Sehnen nach menschlicher, zärtlicher Beziehung. Das ist weder zu verdrängen noch zu missachten, sondern zu integrieren, zu kultivieren, um individuelle Reifungsprozesse zu ermöglichen und das Spirituelle darin zu erkennen.

Es ist eine einfühlsame Aufgabe, den Mantel des Tabus behutsam zu lüften, um den Menschen mit Demenz den Umgang mit Zärtlichkeit zu ermöglichen. Dabei sind bestimmte Grenzen zu beachten.

Sexuelle Enthemmung eines Partners mit Demenz kann immer wieder vorkommen. Getrennte Zimmer sind einzurichten und professionelle Unterstützung ist anzufordern und anzunehmen.

Masturbation ist ernst zu nehmen und zu integrieren. Das Hinzuziehen einer Sexualassistentin in besonders schwierigen Situationen ist für alle Beteiligten entlastend. Sie bietet Massage, Zärtlichkeit, sinnliche Erfahrungen, erotische Spiele an und gibt Hinweise, wie Sexualität autonom gelebt werden kann.

5.3.   Haltung und Abgrenzung

Voraussetzung für die Begleitenden, eine adäquate Haltung einzunehmen, ist, die eigene Sexualität anzunehmen und zu reflektieren. Es dürfen keine falschen Gefühle gefördert oder gar eigene Bedürfnisse gestillt werden. Ein achtsamer Umgang mit sich selbst ist zu pflegen, die eigenen Empfindungen und Normen sind sich bewusst zu machen. Das unterstützt die Begegnung mit dem Gegenüber und verhindert Grenzüberschreitungen. Die Auseinandersetzung mit Nähe und Distanz ist immer wieder neu zu überprüfen. Übergriffe sind zu vermeiden, deshalb klare, eindeutige Hinweise geben. Vorhandene Probleme sind mit Fachleuten und mit Vertrauten im Team oder im Einzelgespräch zu klären.

Selbstschutz einüben

Beim Betreten des Zimmers erblickt die Mitarbeiterin, wie Herr Weber mit sich selbst beschäftigt ist. „Entschuldigung, ich störe. Ich komme später", sagt sie mit deutlicher, klarer und dabei wohlwollender Stimme.
– Übe selbstbewusst dein natürliches Auftreten ein! –

Statt Gespräch – alleingelassen

Eine Altenpflegerin erzählt, wie sie vor Jahren nicht gewusst hat, mit Bewohnern umzugehen, die sexuell noch aktiv waren. Die sexuell aktiven Bewohner sind mit ihren natürlichen Bedürfnissen nicht ernst genommen worden, ihnen wurde mit Liebesentzug begegnet. Das Personal verließ stumm das Zimmer. Im Kollegenteam wurde getuschelt, gewertet, hinter der Hand gesprochen. In Teambesprechungen war das Thema tabu. Die Betreuenden wurden alleingelassen.

Zwischenzeitlich wird offener über Sexualität gesprochen, gemeinsam beraten und es werden Wege gesucht mit sexuellen Bedürfnissen adäquater umzugehen.
– Sprich mutig im Team über das Erlebte! –

Erlebnis eines Pflegers auf einer gerontopsychiatrischen Station

Am Abend gehe ich von Zimmer zu Zimmer, verteile Medikamente und wünsche eine ruhige, erholsame Nacht. Als ich das letzte Zim-

mer erreiche, begrüßt mich eine sehr freundliche, schizophrene, gut aussehende Dame. Sie kaschiert ihre Defizite hervorragend. Als sie mit mir spricht, klingt ihre Stimme intim und verschwörerisch. „Besuchen Sie mich heute?", fragt sie leise und etwas verlegen. Mir kommt es vor, als ob mich ein Blitz treffen würde. Ich lasse mir nichts anmerken und antworte freundlich: „Alle zwei Stunden mache ich einen Durchgang. Sie brauchen sich keine Sorgen zu machen."
Nach dieser Zeit sitzt die Dame splitternackt auf ihrem Bettrand. Ihre Augen starren mich fragend an. Umgehend erfasse ich, welche Bedürfnisse im Raum stehen. Ich zögere keinen Augenblick: „Liebe Frau Huber, im Zimmer ist es ziemlich frisch, ziehen Sie bitte ganz schnell Ihr Nachthemd an. Sie frieren schon." Sie ist tatsächlich am Zittern, allerdings vor innerer Erregung. „Ich wünsche Ihnen eine gute Nacht und schöne Träume", spreche ich selbstbewusst. Ich nehme ihre Hand in meine, um ihr das Gefühl zu vermitteln, dass ich sie nicht abweise. Klar und deutlich spreche ich: „Liebe Frau Huber, wenn Sie wieder zu Hause sind, können wir über alles reden, aber ich bin ein verheirateter Mann." Mit einem wohlwollenden Lächeln verlasse ich das Zimmer.
– Respektvolles, selbstbewusstes Auftreten einüben! –

Belebende pubertäre Haltung

Mit Frau König, die keinen Satz mehr vollständig formulieren kann, spaziere ich im Park. Alles ist umhüllt vom sonnigen Frühlingserwachen. Bewusst lasse ich sie die Richtung des Weges aussuchen. Wir bewundern die ersten Frühlingsboten, pflücken einige, die uns anlachen. Frau König lässt sich auf einer sonnigen Bank nieder. Wir hören dem Plätschern eines Brunnens zu. Unerwartet steuert ein junger, eleganter, gut aussehender Herr auf das kürzlich renovierte Haus zu. Frau König freut sich an dieser Begegnung, lacht und sagt: „Zum Verlieben!" Das löst ein herzliches Kichern aus. Wir beginnen zu gibbeln, scherzen und schäkern wie zwei frisch verliebte Freundinnen. Frau König blüht auf wie eine Rose und genießt sichtlich diese wortreiche, erotische Zärtlichkeit.
Menschen mit Demenz haben das Bedürfnis, ihren Gefühlen Ausdruck zu geben. Grenzüberschreitungen, hier das Eintauchen in die pubertäre Verhaltensform, bewirken Lebendigkeit und stärken ein fröhliches Miteinander durch einen lust- und genussvollen Augenblick.
– Sich mutig auf kleine Grenzüberschreitungen einlassen. –

Bemerkenswertes Entgegenkommen

Als Alltagbegleiter habe ich in einem Pflegeheim neue Formen des Zusammenlebens erlebt. Ich begleite Menschen mit Demenz und aktiviere sie mit unterschiedlichsten, individuellen Angeboten. In den ersten Tagen bemerke ich, dass in einem Zimmer ein Herr von 80 Jahren und eine Dame von 90 Jahren mit verschiedenen Nachnamen wohnen. Das Pflegepersonal erklärt mir, dass sie Lebenspartner sind und sich im Altenheim kennengelernt haben. Beide würden sich wertschätzen und lieben. Ein solches unkonventionelles Vorgehen finde ich sehr menschlich und anerkennenswert.

Aber wie es im Leben nun mal ist, das Glück der beiden ist nicht von Dauer. Der Herr bekommt eine schwere Herzinsuffizienz und wird bettlägerig. Die Dame, die immer noch erotische Bedürfnisse pflegt, nähert sich einem anderen Partner. Der Verlassene leidet darunter. Er wird auf eine andere Station verlegt.

Der neue Verehrer der Dame ist ein kroatischer, nahezu erblindeter Herr im Alter von 70 Jahren. Die beiden leben ihre erotischen Spiele. Die Dame ist sehr unsicher im Gehen, was sie mit ihrer sehr höflichen, freundlichen und warmherzigen Art kompensieren kann. Der Verehrer begleitet die Dame jeden Tag mit dem Fahrstuhl zum Essensraum. Er hält sie am Arm fest und gibt ihr Halt. Im Speiseraum kümmert sie sich rührend um ihren Begleiter, schenkt ihm Kaffee ein, reicht ihm Zucker, Gewürze und füllt ihm stets das Glas mit Mineralwasser. Das ist Sympathie und Symbiose zugleich. Seine körperliche Stärke und ihr umsichtiges Verhalten ist eine gegenseitige Ergänzung. Sie profitieren durch den liebevollen Umgang miteinander. Zarte Berührungen zeigen auf, dass beide eine verwandte Seele gefunden haben.

Meinen Dienst in diesem Altenheim beendete ich nach zwei Jahren. Wie sich diese rührende Beziehung weiter entfaltet hat, bleibt mir ungewiss.

Dieser Beitrag zeigt eine neue Form auf, die den Umgang mit dem sonst tabuisierten Thema „Liebe und Sexualität im Alter" zu einer deutlichen Verbesserung führt.

– Einrichtungen öffnen sich für neue Lebensgemeinschaften. –

Weg einer Ehe

Drei Jahre nach dem Tod ihres an Demenz erkrankten Gatten besucht die Ehefrau das Seniorenstudium in Dortmund. Diese fünfsemestrige Ausbildung kann von Menschen über 50 Jahren an den Universitäten in unterschiedlichen Fächern besucht werden. Sie dient der Vorbereitung auf die Altersphase und führt zu zivilgesellschaftlichem Engagement. Bei einer Tasse Kaffee erzählt sie mir ihre Geschichte: Die Demenzerkrankung meines Mannes dauerte sieben Jahre. Die Erstellung einer aussagekräftigen Diagnose war sehr schwierig. Der Hausarzt hat mir in dieser Situation Psychopharmaka verschrieben. Nach der ersten Tablette fühlte ich mich abscheulich. Ich habe kategorisch für mich entschieden, diese Medikamente nicht mehr einzunehmen. Kurz darauf hat ein Gerontologe bei meinem Mann eine Demenz diagnostiziert. Ich wäre dankbar gewesen, wenn ich Anweisungen erhalten hätte, was ich im Umgang mit Menschen mit Demenz zu beachten habe. Eine lange Zeit fühlte ich mich dieser Herausforderung trotz allem gewachsen. Dann nahm ich Entlastung an. Regelmäßig besuchte mein Mann die Tagesklinik. Ging ich dann in der Stadt spazieren, litt ich anfänglich unter einem schlechten Gewissen. „Habe ich meinen Mann abgeschoben?", waren meine mich quälenden Gedanken. Mein Mann lebte sich schnell und gut ein. Er war der „King". Er entdeckte wieder das Spielen der Mundharmonika und konnte dadurch fröhliche, belebende Beiträge geben.

Ein belastender Vorgang kam dann auf mich zu, der mich anfänglich sehr tief verletzte. Mein Mann und ich warteten zu Hause im Flur auf den Abholdienst, der ihn in die Tagesklinik bringen sollte. „Gib mir einen Schal!", forderte mein Mann mich auf. „Du hast doch einen Schal um", erwiderte ich. Mit Nachdruck wiederholte er den Wunsch: „Gib mir einen Schal!" „Für was brauchst du noch einen Schal?", fragte ich erstaunt.

„Den brauche ich für meine Freundin, die friert immer, wenn wir spazieren gehen." In meinem Kopf pustete sich das Wort „Freundin" wie eine Seifenblase auf. In meiner Herzgegend fühlte ich einen Schmerz, der sehr weh tat, die Augen brannten und ich dachte: „Den schönen Schal kriegt die nicht."

Samstags bedrängte mich mein Mann, denn er konnte kein Telefon mehr bedienen, seine Freundin anzurufen. „Hast du denn die Nummer?", fragte ich. „Die weißt du genau. Du willst bloß nicht telefonieren", antwortete er. Ich hätte ihm diesen Wunsch erfüllt. Als mein Mann aber forderte, dass ich seine Freundin am Sonntag zum Kaffee abholen sollte, sage ich klipp und klar „Nein".

In den darauffolgenden Tagen rief mich die Leiterin der Tagespflege an, denn ihre Mitarbeiterinnen befürchteten, dass ich ihnen Vorwürfe machen würde, weil sie diese Beziehung nicht unterbunden hatten. Ich antwortete: „Es tut mir sehr weh, aber ich möchte nicht, dass Sie diese Freundschaft eindämmen." Einige Wochen später fragte ich meinen Mann: „Was macht denn deine Freundin?" „Die ist doch so dement, mit der kann man ja gar nichts mehr anfangen", gab er schlagfertig zur Antwort. Zwei Monate später musste mein Mann in die Kurzzeitpflege, da ich selbst schwer erkrankte. Eines Tages konnte ich ihn wieder besuchen. Umgehend erkannte er mich und kommentierte: „Du mit deiner Chemo, von mir hast du das nicht. Komm mit, ich stelle dich meiner Freundin vor." Er öffnete ohne anzuklopfen die Tür. Ich rief erschrocken: „Du musst doch erst anklopfen!" Er ging selbstverständlich in den Raum hinein. Seine Freundin" saß majestätisch in ihrem Rollstuhl mitten im Zimmer. Sie musterte mich prüfend und bat mich, Platz zu nehmen. Sie fragte nach meinem Namen und was ich früher gemacht hätte. Plötzlich hatte ich das Gefühl, als würde ich neben dieser Situation stehen. „Was spielt sich da ab?", flutscht es mir durch den Kopf. „Das ist reif für einen Loriot-Sketch." Für Sekunden musste ich innerlich schmunzeln. Dieses Mal war ich froh, dass mein Mann mit dieser Freundin ein gutes Einvernehmen hatte. Er schob sie mit dem Rollstuhl durch den Garten und war somit beschäftigt. Vielleicht ist es wichtig zu sagen, dass vor der Erkrankung meines Mannes die eheliche Treue eine absolute Priorität hatte.

Persönliche Bemerkung: Bei diesem spontanen Erzählen habe ich beim Zuhören mit den Tränen gekämpft. Der Weg dieser Ehefrau, mit ihrer persönlichen Lernbereitschaft dem eigenen Mann in Toleranz und Akzeptanz zu begegnen, hat mich berührt. Weshalb habe ich meinen Gefühlen nicht Ausdruck gegeben? Tränen sprechen mehr als Worte. Reden, Gedanken aufschreiben ist einfacher als Tun und Gefühle. Beim zweiten Mal hat die Ehefrau den Humor eingesetzt und sich nicht mehr verletzen lassen.

Dieser Beitrag kann ermutigen und anregen, Menschen mit Demenz in ihrem Sosein anzunehmen, weder zu korrigieren noch sich verletzen zu lassen, sondern eine Haltung einzunehmen, die zu einem Blickrichtungswechsel führt.

Gelebte Augenblicke

Warte nicht
auf einen glücklichen Tag!
Öffne die Augen und schaue
das Glück, das dieser Tag dir
zu schenken vermag.

Warte nicht
auf eine schöne Stunde!
Öffne die Ohren und höre,
wie schön die Stunde ist,
die dir gerade schlägt.

Warte nicht
auf den erregenden Augenblick!
Öffne die Sinne und spüre,
wie erregend der Augenblick ist,
der dich jetzt berührt.

Warte nicht
auf ein erfülltes Leben!
Öffne dich für den Augenblick
und du wirst spüren,
wie sich dein Leben von selber erfüllt!

Christian Buck

6. Aus dem Leben gegriffen

Die folgenden Beiträge haben unter anderem Auszubildende der IQA während ihrer Qualifizierung zum Alltagsbegleiter „aus dem Leben gegriffen". Nach Einzel- und Gruppenarbeiten haben sie mir die Beiträge zur Verfügung gestellt. Vieles haben die Alltagsbegleiter in ihrem Praxisfeld erlebt, das Staunen hervorruft: Menschen, die kaum sprechen, entwickeln durch gezielt für sie eingesetzte Aktivitäten neue Ausdrucksweisen, die ihnen zu mehr Lebensqualität verhelfen. Den Alltagsbegleitern ein herzliches Dankeschön für die Bereitschaft, mir das Erlebte zur weiteren Bearbeitung zur Verfügung zu stellen. Ich hoffe, dass die Lesenden motiviert werden, eine Sichtweise zu entwickeln, die Menschen mit Demenz wertschätzend zu begleiten und nicht, wie es in der Gesellschaft oft gehört wird, sie als lebendig tote Menschen zu titulieren und ihren Weg als menschenunwürdig zu betrachten.

Wenn ich einmal dement werde

Wenn ich einmal dement werde,
soll mein Leben einfach und überschaubar sein. Es soll so sein,
dass ich jeden Tag das Gleiche mache, jeden Tag zur gleichen
Zeit.

Wenn ich einmal dement werde,
musst du ruhig mit mir sprechen, damit ich keine Angst bekomme und nicht das Gefühl entsteht, dass du böse mit mir bist.
Du sollst mir immer erklären, was du tust.

Wenn ich einmal dement werde,
kann ich vielleicht nicht mehr mit Messer und Gabel essen,
aber bestimmt sehr gut mit den Fingern.

Wenn ich einmal dement werde
und Panik bekomme, dann bestimmt, weil ich an zwei Dinge
gleichzeitig denken soll.

Wenn ich einmal dement werde,
bin ich meistens leicht zu beruhigen; nicht mit Worten, son-
dern indem du ganz ruhig neben mir sitzt und meine Hand
ganz fest hältst.

Wenn ich einmal dement werde,
habe ich das Gefühl, dass Andere mich schwer verstehen und
genauso schwer ist es für mich, Andere zu verstehen.
Mach deine Stimme ganz leise und sieh mich an, dann verste-
he ich dich am besten.
Mach nur wenige Worte und einfache Sätze.

Wenn ich einmal dement werde,
sieh mich an und berühre mich, bevor du mit mir sprichst.
Vergiss nicht, dass ich oft vergesse.

Wenn ich einmal dement werde,
möchte ich Musik von damals hören, doch ich habe verges-
sen, welche.
Erinnere du dich und lass sie uns zusammen hören.
Ich mag gern singen, jedoch nicht allein.

Wenn ich einmal dement werde,
denke daran, dass ich nicht alles verstehe, doch mehr, als du
manchmal denkst.

Quelle unbekannt

Ein unbekannter Verfasser macht sich in diesen Zeilen Gedanken, was ihm in der Welt des „Vergessens" helfen könnte, um in diesem Zustand besser zurechtzukommen. Er beschreibt, welche Ängste es bei ihm auslösen könnte, zeigt seine Bedürfnisse und Wünsche, beschreibt das Nachlassen von bestimmten Fähigkeiten. Gleichzeitig macht er sehr genaue Angaben, was ihm in diesem Zustand gut tun könnte. Er vermittelt mir positive Impulse, wie ich persönlich den Umgang mit Menschen mit Demenz pflegen kann. Der Verfasser macht dies an zahlreichen praktischen Beispielen im alltäglichen Leben fest.

- Beachte die Tagesstruktur!
- Sprich ruhig mit Augenkontakt!
- Bilde einfache Sätze!

- Formuliere nicht zwei Anweisungen in einem Satz!
- Erkläre stets, was du tust!
- Frage um Erlaubnis!
- Erlaube, mit den Fingern zu essen!
- Biete Musik von damals an!
- Was würde ich mir in einer solchen Situation wünschen? –

Handmassage zur Entspannung

An meinem zweiten Praktikumstag führe ich mit Menschen mit Demenz Handmassagen durch. Vor Beginn der Massage bereite ich die Utensilien sowie mich persönlich vor. Ich begrüße jeden Bewohner mit Namen und wende mich einen Augenblick dem Gegenüber zu. In einem ruhigen Raum ertönt Entspannungsmusik. Ich wähle Impressionen der vier Jahreszeiten: Windgeräusche, Vogelzwitschern, das Summen von Bienen, plätscherndes Wasser u. v. m. Die meisten Teilnehmenden haben eine verkrampfte Haltung. Ihre Hände sind zu Fäusten geballt. Behutsam erkläre ich, wie ich vorgehen will, und frage, ob sie einverstanden sind und ob ich ihre Hand anfassen darf.

Frau Meyer schaut mich mit großen Augen an, was ein Zeichen der Zustimmung ist. Ich lege meine linke Hand unter ihre und beginne mit großzügigen Streichmassagen. Ich gebe etwas duftende Creme auf ihren Handrücken und versuche die Reaktion der Dame zu erspüren. Ich nehme wahr, wie ihre Hand sich immer mehr öffnet und die Entspannung am Körper sichtbar wird. Anfänglich ist ihr Blick in eine Richtung fixiert, dann hellt sich ihr Gesicht auf. Ein gemeinsamer Blick in die Augen – ein Augenblick wird gemeinsam erlebt. Dieses Erlebnis kann ich nicht in Worte fassen!

Die Handmassagen bleiben als Angebot während meiner Praktikumszeit. Sie bereichern mich und die Menschen mit Demenz.
- Wie empfinde ich eine solche Aktivität? –

Gesichtspflege als Liebesdienst

Eine Tochter besucht regelmäßig ihre Mutter, die unter schwerster Demenz leidet. Eine Unterhaltung mit der alten Dame ist nicht mehr möglich. Die Kontaktaufnahme geschieht durch Hand- und Gesichtspflege. Die Mutter genießt sichtlich diese Freundlichkeit. Von den Mitarbeitenden und Bewohnern wird sie nach der „Verschönerung" stets angesprochen und bewundert. Äußerlich wird augenfällig, wie die sonst vor sich hin brabbelnde, orientierungslose Dame

diese Anerkennung genießt. Es steht ihr ins Gesicht geschrieben, dass sie sich wohl fühlt.
– Bin ich bereit, einen solchen „Liebesdienst" auszuführen? –

Ressourcen aufspüren

Bei meiner ersten Vorstellungsrunde auf meiner Station werden mir unterschiedliche Befindlichkeiten der Bewohner sichtbar: von freundlicher, lächelnder Begrüßung bis hin zur Nichtbeachtung mit stumpfem Ausdruck.

Frau Lang, die mir anvertraut wird, schaut desinteressiert geradeaus. Ich stelle mich nochmals vor. Es folgt weder Antwort noch Reaktion. Ich frage sie, ob sie vielleicht etwas trinken möchte. Wieder keine Antwort. Ich fülle ein Glas mit frischem Wasser und halte es ihr hin. Mit schnellem, fast gierigem Handgriff erfasst sie das Glas und führt es gezielt und ohne etwas zu verschütten zum Mund. Sie trinkt den Inhalt hastig aus. Ich fülle das Glas erneut. Auch dieses wird umgehend leer getrunken. Mein Versuch, mit ihr näher in Kontakt zu treten, scheitert.

Nachmittags ist Messe in der Kapelle, zu der ich einige Bewohner zu begleiten habe. Frau Lang frage ich, ob sie daran teilnehmen möchte. Wieder keine Antwort. Sie betrachtet mich mit hellbraunen, fragenden Augen. Ich verstehe nicht, was sie sagen will. Ich ziehe ein Blatt und einen Stift aus meiner Tasche und schreibe mit großen Buchstaben das Wort „Kirche" aufs Papier. Sie liest es mir vor. Ich bin verblüfft und schreibe erneut: „Möchten Sie in die Kirche gehen?" Frau Lang nickt, ich bin glücklich, dass ich einen Zugang zu ihr gefunden habe.
– Gehe ich kreativ auf Menschen zu? –

Miteinander singen

Ich sitze am Tisch und erledige leichte Arbeiten, die zu meinen Aufgaben gehören. Im Radio ertönt ein ganz alter Schlager von Hans Albers. Ich singe mit und bin ganz erstaunt, als ein Bewohner mit einstimmt. Die Melodie ist ihm anscheinend vertraut.

Ein weiteres Lied ertönt. „Rot, rot, rot sind die Rosen." Eine andere Bewohnerin, die sonst sehr unruhig ist und den ganzen Tag vor sich hin brabbelt, ist plötzlich ganz still und fängt auch an mitzusingen.

Am Wochenende überlege ich, was ich mit den Bewohnern während der hauswirtschaftlichen Tätigkeiten – es war viel liegen ge-

blieben – für Kurzaktivitäten gestalten könnte. Mir fällt das Singen ein. Ich stimme ein altes Volkslied an und siehe da, es wird daraus ein ganzer Chor. Beim Anreichen des Essens singe ich nebenbei das Lied „Mein Hut, der hat drei Ecken." Das Lied ist im Haus sehr bekannt. Die Bewohner stimmen mit ein. Bis zum Dienstende ruft eine Bewohnerin immer wieder: „Schwester, hat mein Hut drei Ecken? Schwester, hat mein Hut drei Ecken?"
– Habe ich den Mut zu singen, auch mit falschen Tönen? –

Erster Besuch einer Alltagbegleiterin

Frau Albrecht ist bettlägerig und leidet an einer vaskulären Demenz. Ich klopfe an, durchschreite behutsam den Raum und gehe an ihr Bett. Ich stelle mich vor und begrüße sie mit Namen. Ich frage, ob ich mich setzen könne. Ihre Haltung bejaht es. Schweigend betrachte ich sie, nehme ihre Gesichtszüge und Hände mit Altersflecken wahr und versuche, den neuen Raum auf mich wirken zu lassen. Mein Blick fällt auf ein Bild. „Schön", sage ich und lächle Frau Albrecht zu. Nach einer geraumen Zeit stehe ich wieder auf und frage, ob ich wiederkommen kann. Sie nickt mit dem Kopf. Ich verabschiede mich und berühre dabei ihre Hand.

Beim nächsten Besuch, das Vorgehen ist das gleiche Ritual, zeige ich Frau Albrecht eine Stoffblume. Ich knülle ein buntes Tuch mit beiden Händen zusammen. Die Daumen liegen zusammengepresst nebeneinander. Langsam verändern sich die Daumen. Ein Spalt entsteht. Das zusammengeknüllte Tuch sucht Raum zur Entfaltung und öffnet sich wie eine Blüte. Frau Albrecht lächelt mich an. Ich lege meine Hände unter ihre. Ich spüre die Wärme und die Weichheit der gealterten Hand. Ich fühle, wie Frau Albrecht mir Halt gibt. Ich gebe meinen Empfindungen Ausdruck und bedanke mich. Ein Lächeln huscht über ihr Gesicht.

Bei der dritten Begegnung lese ich ihr eine lustige Geschichte vor. Ich habe das Gefühl, dass sie zuhört. Was mich nachdenklich stimmt, ist, dass keine Reaktion erfolgt.
– Kann ich Kontakte im Dasein aufrechterhalten? –

Herrn Hubers Auto ist gestohlen!

Herr Huber hat Demenz und erzählt, sein Auto sei gestohlen worden. Er will zur Polizei und bittet mich um Unterstützung. Im ersten Moment bin ich verblüfft. Der Herr ist dement, denke ich, was erzählt er für eine Geschichte? Kann ich diese Story glauben? Ich entscheide, das Gehörte vorerst ernst zu nehmen. Stellung zu beziehen, ohne Informationen über den Sachverhalt zu haben, ist schwer. Ich höre ihm zu und biete ihm an, die Angelegenheit am nächsten Tag zu klären.

Wir verabreden uns für den kommenden Tag um 10 Uhr mit dem Ziel, die Polizei aufzusuchen. Unterwegs trinken wir Kaffee. Ich versuche, Informationen von ihm zu erhalten. Herr Huber erzählt mir, er sei vor sechs Jahren ins „Seniorenparadies", so nennt er die Einrichtung, gezogen. Sein Sohn habe damals sein Auto übernommen, habe aber heute ein anderes Auto. So langsam wird mir klar, dass Herrn Hubers Auto nicht wirklich gestohlen wurde. Wir beschließen, den Besuch bei der Polizei zu unterlassen und machen noch einen kleinen Spaziergang durch die Ortsmitte. Dann kehren wir ins „Seniorenparadies" zurück.

Für Herrn Huber ist die Angelegenheit erst mal erledigt. Am nächsten Tag bedankt er sich bei mir für meine Unterstützung mit dem schönen Spaziergang. Vom gestohlenen Auto ist keine Rede mehr.

Tage später erfahre ich, dass er diese Autogeschichte nicht zum ersten Mal erzählt hat. Für mich war es wichtig, dass ich Herrn Huber ernst genommen habe und mit ihm ins Gespräch gekommen bin, um „Licht" in seine Geschichte zu bringen.
– Kann ich Fantasien stehen lassen? –

Sinnliche Erfahrung fördern

Frau Suter sitzt mit ihrem hauchzarten Lächeln im Gesicht im Rollstuhl. Ihre Hände sind verkrampft. Sie hält die Arme vor dem Oberkörper verschränkt. Im Hause ist Flohmarkt. Trotz der Äußerungen, das wäre sinnlos und würde nur stören, fahre ich mit Frau Suter in diesen Bereich. Die Anwesenden schütteln den Kopf. Es wird getuschelt: „Was soll das, die nehmen doch nur Platz weg, die nimmt doch nichts mehr wahr."

Viele Kuscheltiere liegen herum. Ich nehme ein rosarotes Kaninchen, das sich besonders weich anfühlt, und lege es behutsam zwischen ihre verkrampften Hände. Dieses kuschelige Tier spricht Frau Suter an. Sie genießt sichtlich die Berührung. Ihre Hände öffnen sich und umfangen das weiche Fell. Sie will das Erhaltene nicht mehr hergeben.

Am späten Nachmittag sitzt Frau Suter in der Wohnküche und hält mit weit geöffneten Händen immer noch das Kuscheltier.
– Bin ich bereit, gegen den Strom zu schwimmen? –

Bewohner ohne Biografie

Ein 82-jähriger Mann, der durch Schlaganfälle bedingt seine Sprache verloren hat, wird neuer Bewohner. Ärzte sprechen vom seidenen Faden, der diesen Menschen mit Demenz am Leben erhält. Mittlerweile hat sich sein gesundheitlicher Zustand stabilisiert. Er ist mit seinem Rollator mobil. Es liegen keine biografischen Angaben über ihn vor. Die beiden Söhne haben seit zirka 10 Jahren keinen Kontakt mehr zu ihrem Vater. Nach dem Tod seiner Frau hat er mit seinem Schicksal gehadert, sich gänzlich zurückgezogen und dem Alkohol und übermäßigem Nikotinkonsum gefrönt. Seine Sprache ist unverständlich. Anfänglich hält er sich nur in seinem Zimmer auf. Kontakt zu seiner Umwelt und zu Mitbewohnern lehnt er ab. Er bekommt Logotherapie, was seine Defizite in der verbalen Kommunikation nur leicht verbessert.

Vor einigen Wochen bekomme ich den Hinweis, mich um diesen Bewohner zu kümmern. Aus Sicherheitsgründen wird bei ihm der Nikotinkonsum kontrolliert, denn das Rauchen auf dem Zimmer ist zu risikoreich. So wird ihm mehrmals täglich im Dienstzimmer eine Zigarette angeboten, die er außerhalb des Hauses oder im Rauchertreffpunkt genießen kann. Ich geselle mich mehrmals am Tag zu ihm. Er kennt nach einiger Zeit selber den Weg und die Räumlichkeiten. Der Versuch, ihn zu verschiedensten Aktivitäten zu gewinnen, ist wegen seiner ablehnenden Haltung sehr mühsam. Nach und nach zeigt sich jedoch, dass ihn Gymnastik und Entspannungsmusik interessieren.

Seine Biografie versuche ich durch mühsame Kleinarbeit im Gespräch zu erfahren. Er selber kann fast nichts dazu beitragen und seine Söhne machen nur wenige Angaben. Nach und nach entsteht durch intensives Zuhören ein immer feiner werdendes Gerippe seiner Biografie. Der Besuch seines Enkels bringt ebenfalls neue Erkenntnisse. Der Enkel äußert, dass er seinen Großvater noch nie so freundlich und gelassen erlebt habe.
– Sind mir Biografien vertraut? –

Einfach Dasein

Frau Jung ist meistens bettlägerig. Hin und wieder kommt sie in den Speisesaal. Oft weint sie und sagt wiederholend: „Ich kann nicht mehr." Beim Besuch in ihrem Zimmer guckt sie mich immer ganz genau an. Dann beginnt sie stereotyp ihre weinerliche Aussage. Sobald ich aufsage: „Von guten Mächten wunderbar geborgen …", hört das Weinen auf. Sie konzentriert sich auf diese Worte.

Im Speisesaal gibt es immer wieder unerfreuliche Reaktionen der Mitbewohner, denn sie haben Schwierigkeiten, das klagende Verhalten Frau Jungs zu tolerieren. Ich persönlich freue mich, wenn sie in der Runde dabei ist. Die Atmosphäre wird entlastet, wenn ich ein Lied anstimme oder den wirkungsvollen Text aufsage. Frau Jung beruhigt sich dabei und auf einmal fallen ihr die Augen zu. Eine friedliche Atmosphäre entsteht.
– Was gibt Halt in schwierigen Situationen? –

Kontaktschwierigkeiten

Ich klopfe bei Frau Heinrich an die Tür und betrete ihr Zimmer. Apathisch in schlaffer Haltung liegt sie auf ihrem Lehnstuhl. Meine Hand strecke ich so hin, dass sie die Möglichkeit hat, die Begrüßungsform selber zu wählen. Ich spreche sie mit Namen an. Sie schreit gleich los: „Hau ab, verschwinde!" „Sie wollen zu diesem Zeitpunkt niemanden sehen? Gut, ich habe verstanden, ich gehe und komme später", erwidere ich, gehe zur Tür und winke ihr lächelnd zu. Schweigen ist Liebesentzug. Das ist Gewalt.
– Wie reagiere ich bei unerwünschter Kontaktaufnahme? –

Leiten und begleiten

Mein Praktikum hat den Aufgabenschwerpunkt, in einem Seniorenheim ältere, demente Menschen, die zum Teil unter starken Gemütsschwankungen leiden, durch den Alltag zu begleiten. An einem Tisch sitzen drei Frauen, die sich lebhaft unterhalten. Frau Tobler schreit spontan: „Sie sind eine blöde Sau, setzen Sie sich woanders hin!" Um die Situation zu deeskalieren setze ich mich an das Kopfende des Tisches und beginne, Frau Tobler in ein Gespräch zu verwickeln, in dem ich ihr ein Kompliment mache, wie vorteilhaft sie doch heute gekleidet sei. Das fruchtet umgehend, denn sie wendet sich von der Angeschrienen ab und beginnt, mir Komplimente zu meiner Bekleidung, Frisur und meinem aparten Aussehen zu machen. Das ist alles ganz passabel. Als sie aber ganz unverblümt zu mir sagt: „Komm rüber, mein Schatz, und lass uns knutschen", da erkenne ich, dass es Zeit wird, die Unterhaltung in eine andere Richtung zu lenken. Das Erstbeste, was mir einfällt, ist, einen Bildband aus der Vitrine zu nehmen, die neben mir steht. Der Band bebildert die Umgebung, in der auch das Seniorenheim steht. Ich schlage das Buch wahllos auf. Der alte Hauptbahnhof der Siebzigerjahre ist abgebildet. Ich frage Frau Tobler: „Kennen Sie dieses Gebäude?" Sie schaut angestrengt auf das Bild und meint, dass es sich um den Bahnhof handle. Schnell schlage ich die nächste Seite auf, auf der eine andere Sehenswürdigkeit der Stadt zu sehen ist, und frage sie, ob sie vielleicht auch das erkennen könne. Auch hier gibt sie schlagfertig eine Antwort, sodass ich das ganze Buch durchblättere. Nach dieser Zeit hat sie nicht mehr das Bedürfnis, mit mir zu knutschen oder mit der Tischnachbarin zu streiten. Diese prekäre Situation ist längst nicht die einzige, die ich mit Frau Tobler erlebe. Es ist die erste dieser Art. In diesem Vorfall habe ich sie relativ einfach von ihrer ursprünglichen Absicht wegführen können. Es gibt Situationen, bei denen es bedeutend schwerer ist, bis hin zu Momenten, in denen auch mein Latein am Ende ist. Ich erlebe, dass jede Situation stets ganz neu ist und dass es keine „goldene Lösung" gibt.

– Wie kann ich mich deutlich ohne Liebesentzug abgrenzen? –

Begegnungen im Flur

Als Begleiterin in einem Seniorenstift habe ich folgende Begegnung: Frau Kunz wandert den Flur auf und ab. Eine Mitarbeiterin fragt, ob sie nicht Pause machen möchte. Sie setzt sich einen Moment hin. Ein Glas Wasser wird ihr angeboten. Ohne zu trinken, steht sie auf und wandert weiter. Ich begleite Frau Kunz und versuche sichtbar zu machen, dass ich mich freue, ihr zu begegnen und mit ihr auf dem Weg zu sein. Stets bin ich einen halben Schritt hinter ihr. Sie setzt sich auf einen anderen Stuhl. Ich setze mich dazu und erwähne ihren hübschen Pullover. „Sie haben auch so schöne klare, blaue Augen. Ich freue mich, Sie anzusehen." Frau Kunz blickt mich verwundert an. „Ich staune, wie zielstrebig Sie Ihren Weg gehen und ich spüre, wie schwer er ist", stammle ich spontan. Die Augen von Frau Kunz füllen sich mit Tränen. Ich fahre fort: „Wir verstehen uns mit den Augen und dem Herzen, wir brauchen keine Worte." Sie steht auf und wandert weiter. Ich bleibe sitzen. Beim Vorbeigehen streckt sie mir die Hand entgegen und grüßt mich mit einem zarten Lächeln.

– Belastendes ansprechen und Schönes entdecken. –

Alles wirkliche Leben ist Begegnung.
Der Mensch wird am „Du" zum „Ich".

Martin Buber

Breitspurig sitzt Frau Keller im Wohnraum an einem runden Tisch. Ich beobachte, wie sie wertschätzende Verbindungen zu einer Bewohnerin mit Demenz aufnimmt. Ihre Kontaktfreudigkeit und Zärtlichkeit berühren mich. Ich will ihr einige wohlwollende Worte vermitteln. Ihre schroffe Reaktion: „Gehen Sie weg!", macht mich betroffen. „Entschuldigen Sie bitte, ich will Sie nicht stören, Sie wollen nicht angesprochen werden", stottere ich verlegen und lächle ihr zu.
– Ablehnung akzeptieren, ohne sich verletzt zu fühlen. –

Äußere und innere Berührung

Das Mittagessen ist beendet und Mittagsruhe angesagt. An einem großen Esstisch sitzt ein einzelner, dementer Herr. Ich sitze ihm gegenüber und strecke ihm meine Hand entgegen. Ich bedanke mich für die Teilnahme und Unterstützung am heutigen Gesprächskreis. Mit großen Augen blickt er mich fragend an. Seine Gedanken kann ich nahezu erraten. Ich spreche sie aus: „Was habe ich schon gemacht? Mit mir ist nichts mehr los." – „Ich verstehe, wenn Sie so denken. Sie gehen einen schweren, mühsamen Weg." Zwischenzeitlich hat er seine beiden Hände um meine gelegt. Wir gucken uns an. „Wir sprechen ohne Worte und verstehen uns doch", flüstere ich ihm zu. Seine Augen beginnen zu glänzen und füllen sich mit Tränen „Ja, ja, Sie haben viel gearbeitet. Das spürt man an Ihren Händen." Er nickt verständnisvoll und spricht in Wortfetzen, dass er mit 17 Jahren zur Front musste und in die Gefangenschaft kam. Er erwähnt seine Frau und seine Augen beginnen zu leuchten. Ich erinnere ihn, dass sie ihn täglich besucht. Entspannt und dankbar beenden wir dieses Miteinander.
– Solche Begegnungen sind mit „Normalen" unmöglich. –

Nachdenkliche Texte

Ein Alltagsbegleiter hat mir seine geschriebenen Texte zur Verfügung gestellt.

Manche Menschen wünschen sich, nicht mehr da zu sein.
Sie ahnen nicht, was sie tun, sie lassen andere allein.
Vielleicht, kann sein, sie wünschten sich,
dass wir einfach mal sagen: „Ich brauche Dich!"

Manche Menschen sind unzufrieden mit ihrem Aussehen,
schauen nicht in den Spiegel und trauen sich nicht auszugehen.
Dabei gibt es Menschen in ihrer Umgebung, ihrem Leben,
die, um diese Menschen zu sehen, vieles würden geben.

Manche Menschen haben verlernt zu lachen,
weil viele Schicksalsschläge ihnen dieses unmöglich machen.
Doch ein Lächeln, kaum einer kann es ermessen,
kann vielen helfen, den eigenen Schmerz zu vergessen.

Wir alle können mit wenig Worten so viel erreichen,
können mit einem Satz Herzen erweichen,
können mit drei Wörtern erreichen, dass andere lachen.
Doch wir müssen es nicht nur denken, sondern auch machen!

Michael Lemm

Informationen über Alltagsbegleiter „Innovative Qualifikation in der Alltagsbegleitung" (IQA) www.iq-alltagsbegleitung.de

IQA ist das erste und bisher einzige Fortbildungsinstitut in Deutschland, das sich ausschließlich die Qualifikation von Alltagsbegleitern für Menschen mit Demenz zur Aufgabe gemacht hat. Vor neun Jahren wurde die Schulung von dem international tätigen Gerontologen Alfred T. Hoffmann entwickelt und begonnen. Das Ziel, Menschen mit Demenz durch gut qualifizierte Begleiter mit hoher empathischer Kompetenz ein lebenswertes Leben zu ermöglichen, ist bis heute oberster Grundsatz der Schulung. Die Betreuung von Menschen mit Demenz ist häufig sehr aufwendig und für alle Beteiligten immer wieder sehr belastend. Nur mit fundiertem Fachwissen und einschlägiger Praxiserfahrung kann es möglich sein, auch schwer demenziell veränderte Menschen mit herausfordernden und auffälligen Verhaltensweisen individuell zu fördern und im Alltag sinngebend zu begleiten. Darum verfolgt IQA das Konzept der 1000-stündigen Qualifizierung zum Alltagsbegleiter für Menschen mit Demenz.

„Innovative Qualifikation in der Alltagsbegleitung" führt in seinem Logo das Symbol des Schlüssels. Auszug aus der Philosophie von IQA: „Unser Ziel ist, den Teilnehmern der Qualifizierungsprojekte den richtigen Schlüssel – sprich: den richtigen Zugang – zu der besonderen Welt eines Menschen mit Demenz an die Hand zu geben, um die verborgenen „Schätze", die vergrabenen Fähigkeiten, die sich bei jedem Menschen mit Demenz finden lassen, ans Tageslicht bringen zu können – das ist das Geheimnis von qualifizierten Alltagsbegleitern. Sie lernen, sich einzulassen, um eingelassen zu werden in die Welt der Menschen mit Demenz."

Die angemessene Begleitung und Betreuung dementer, alter Menschen bedürfen einer hohen fachlichen Kompetenz. Die von IQA qualifizierten Alltagsbegleiter dementer Menschen haben gelernt, den alten Menschen mit Demenz ganzheitlich wahrzunehmen. Sie entwickeln die Fähigkeiten, individuell auf den Menschen mit Demenz einzugehen, ihn dort „abzuholen" und zu begleiten, wo er sich in seiner Wahrnehmung gerade befindet.

Alltagsbegleiter schimpfen nicht mit Menschen mit Demenz, sie weisen sie nicht zurecht und bestrafen nicht, verurteilen sie nicht, wenn diese Ungewöhnliches tun oder sich merkwürdig verhalten. Verhält sich ein dementer Mensch „merkwürdig", dann erwachen alle Sinne eines Alltagsbegleiters, dann merkt er, dass es da etwas gibt, was den Menschen mit Demenz bewegt. Und er würdigt dieses ungewöhnliche Verhalten mit besonderer Aufmerksamkeit, fördert, begleitet und ermuntert den alten Menschen mit Demenz, mit seinen Eigenheiten und Fähigkeiten am alltäglichen Leben teilzunehmen. Er beschneidet den Alltag nicht auf seine lebensnotwendigen Erfordernisse, sondern er lässt ihn geschehen – er lässt zu, dass sich etwas entwickeln kann: Situationen, Selbstständigkeit, Selbstwertgefühl.

Um das zu erreichen, befinden sich Alltagsbegleiter dementer Menschen stetig auf der Suche nach den richtigen Schlüsseln, denn sie wissen:

Manche schwere Tür in uns lässt sich
mit einem ganz kleinen Schlüssel öffnen.
Das Problem ist nur,
dass sich die kleinsten Schlüssel
am schwersten finden lassen.

IQA

Jeder von uns kann es

Es ist einfach und dennoch wunderschön,
es kostet nichts und jeder kann es seh'n.
Der ganze Tag wird auf einmal lebenswert.
Traurigkeit wird in Freude umgekehrt.

Man kann Menschen damit glücklich machen,
in Menschen Lebenslust entfachen.
Aus Feinden können Freunde werden.
Ich werd' es versuchen, zu tun sogar beim Sterben.

Wir sind geboren, um diese Fähigkeit zu nutzen
und nicht um damit die Sonne zu putzen.
Es erreicht mehr als tausend Worte es können.
Es wäre unfair, es jemandem nicht zu gönnen.

Wir können damit so viel erreichen,
ja manchmal sogar Steine erweichen,
in vernarbte Gesichter ein Strahlen zaubern.
Dass manche es nicht können, lässt mich erschaudern.

So viel Kälte können wir damit vernichten,
viele traurige Menschen damit aufrichten.
Manchmal sogar, wenn es bitternötig ist,
ein Leuchten schaffen, wo im Moment ein Tränchen ist.

Es ist die schönste Droge auf der Welt,
kostet keine Kraft und auch kein Geld.
Wir können sogar das Leben eines Menschen lenken,
ganz einfach – indem wir ihm ein LÄCHELN schenken.

Michael Lemm

Auszug aus einer Ansprache bei einer Abschlussfeier in der Residenz „Nova Vita", Essen

Der Geschäftsführer, Kooperationspartner von IQA, richtete folgende Worte an die Alltagsbegleiter. Er sprach den folgenden Text von Kurt Marti:

Er wurde alt und vergaß, was ist.
Er wurde alt und wusste nur noch, was früher war.
Er wurde alt und vergaß, was früher gewesen.
Er wurde alt und vergaß vorgestern sich selbst.
Er wurde jung, jetzt, da er auch das Vergessen vergaß.

Kurt Marti

„Weshalb lese ich Ihnen diesen Text vor?", fuhr der Geschäftsführer in seiner Ansprache fort. „Mit diesen Versen sind wir mittendrin in Ihrem neuen Aufgabengebiet. Was ist ein Alltagsbegleiter in der Altenhilfe? Menschen mit Demenz versuchen so gut es geht, ihren Alltag zu bewältigen und ihr Leben bestmöglich zu gestalten. Aber sie – und auch ihre Angehörigen – stoßen zunehmend an ihre Grenzen der Belastbarkeit. Gerade die kleinen Dinge sind für viele kaum zu bewältigen, denn Krankheit und Pflegebedürftigkeit sind oftmals mit unüberwindbaren Schwierigkeiten verbunden, auch für das Pflegepersonal. Genau an dieser Stelle sind Sie jetzt aufgerufen, sich einzusetzen. Sei es in der körperlichen, seelischen, sozialen, kulturellen oder spirituellen Begleitung dieser Menschen oder bei der Entlastung der Angehörigen. Es ist Ihre Aufgabe, Menschen mit Demenz nach ihren Bedürfnissen zu aktivieren und ihnen Lebensqualität zu schenken. Hier schließt der qualifizierte Alltagsbegleiter die Lücke in der derzeitigen Betreuungskette. Wenn Sie bedenken, dass es zurzeit 1,2 Millionen an Demenz leidende Menschen gibt und jedes Jahr 200.000 Menschen neu erkranken, dann wird deutlich, dass der Alltagsbegleiter ein zunehmender, fester Bestandteil in der Altenhilfe werden wird."

Gib deinen Weg nicht auf.
Niemals ist er
von deinem Schöpfer versperrt,
niemals sollst du deine Hoffnung begraben.
Gib deinen Weg nicht auf.
Bleibe offen,
höre,
höre immer neu
in dein Inneres
und wisse,
selbst in der Pfütze
spiegelt sich der Himmel.
Gib deinen Weg nicht auf.

Stephanie Krenn

Unvergessliche Begegnung in Neuseeland

Während einer Fach- und Studienreise auf der gegenüberliegenden Seite unserer Erde, in Neuseeland, erlebe ich in Christchurch eine mich tief berührende Begebenheit. Ich versuche sie zu schildern: Eine der letzten Besichtigungen während der Reise führt in eine Tagesklinik für Menschen mit Demenz. Dort beobachte ich eine Gruppe von Menschen mit fortgeschrittener Demenz beim improvisierten Kegelspiel. Ein isoliert sitzender Herr wird von zwei Mitarbeitern achtsam abgeholt und aufgefordert, den Ball zu werfen, was auch gelingt.

Bei dieser Gelegenheit spricht mich eine der Mitarbeiterinnen an und fragt: „Where do you come from?" Blitzschnell ist meine Antwort: „From Switzerland". Große Augen blicken mich prüfend an. „John spricht nur selten einzelne englische Worte. Er ist in Bern aufgewachsen. Haben Sie Lust, ihn zu kontaktieren?", werde ich gefragt. Ich nicke und versuche, mich innerlich auf diese Begegnung vorzubereiten, denn es ist mir bewusst, dass ich langsam und achtsam vorzugehen habe.

Die Mitarbeiterin begleitet mich, stellt mich vor und richtet einige informative Worte an John, der mich mit graublauen Augen ansieht. Meine Gedanken sind: Nur keine zu schnelle Kontaktaufnahme, weniger ist mehr, einfach da sein. Langsam strecke ich John meine Hand entgegen. Er reagiert nicht. „Sie sind doch dä Hans vo Bärn?", spreche ich ihn an. Leise verändert sich sein Gesichtsausdruck. Ich spreche vom Bärengraben, vom Bundeshaus, vom Zytgloggeturm, von der Aare, dem Fluss, der sich durch die Landschaft schlängelt, und unterstreiche es mit Gestik und Mimik. Sein Gesicht erhellt sich. Hans beginnt, Worte nachzusprechen. Er stellt sogar die Frage, wo ich wohne. Ich bin ein Schlossfräulein, gebe ich mit blinzelnden Augen zu verstehen. Ich wohne im „The Chateau on the Park". Wir lachen zusammen. Die Mitarbeiterin ist so beglückt und erfreut, dass sie umgehend eine Mitteilung an ihre Vorgesetzte macht. Wir werden fotografiert.

Ich beginne, ein Schweizerlied zu summen, das vertraute Lied, das auch in mir Heimweh weckt: „Lueget vo Bärge und Tal ...", und Hans singt mit. Zwischenzeitlich haben wir Tuchfühlung und bewegen uns rhythmisch. Ich äußere meinen Wunsch, mit ihm ein Tänzchen zu machen. Er lacht mich an. Immer wieder ertönen von dem sonst stumpf aussehenden John Wörter auf Schwyzerdütsch und als ich aufzubrechen habe, wiederholt er fortlaufend: „Uf Wiederluege, Uf Wiederluege!"

Manche Menschen wissen nicht,
wie wichtig es ist,
dass sie einfach da sind.

Manche Menschen wissen nicht,
wie gut es tut,
sie nur zu sehen.

Manche Menschen wissen nicht,
wie tröstlich ihr gütiges Lächeln wirkt.

Manche Menschen wissen nicht,
wie wohltuend ihre Nähe ist.

Manche Menschen wissen nicht,
wie viel ärmer wir ohne sie wären.

Manche Menschen wissen nicht,
dass sie ein Geschenk des Himmels sind.

Sie wüssten es,
würden wir es ihnen sagen.

Paul Celan

7. Persönliche Worte

Liebe Leserin, lieber Leser,
mit diesen Zeilen möchte ich das in diesem Buch zuvor Geschriebene abrunden. Die beste Lebenssituation haben Menschen mit Demenz in ihrer vertrauten häuslichen Umgebung. Da fühlen sie sich sicher und geborgen. Die zweitbeste Möglichkeit ist, Menschen mit Demenz vertrauensvoll in vorerst fremde, institutionelle, pflegerische Betreuung zu geben. Das kann unter Umständen eine schwere Entscheidung sein, die viel Mut braucht.

Ratsam ist, für Entscheidungen eine professionelle Unterstützung in Anspruch zu nehmen, damit im persönlichen Gespräch diese Fragen erörtert und individuelle Lösungen entwickelt werden können. Es mag sein, dass der erste Anlauf nicht gelingt oder nicht zu einer zufriedenstellenden Lösung führt. Dann ist stetes, konsequentes „Dranbleiben" sinnvoll.

Es ist völlig in Ordnung, Hilfen zu beanspruchen, um den Alltag für alle Beteiligten bestmöglich zu gestalten. Das ist kein Egoismus, sondern verantwortungsvolle Selbstfürsorge und für alle Beteiligten eine nutzbringende und entlastende Haltung. Geht es mir gut, erleben das auch die Menschen in meinem Umfeld.

Einen Text, der mich in meinem Leben durch Höhen und Tiefen begleitet hat, gebe ich weiter. Es ist eine bleibende Zusage, die der Theologe und Widerstandskämpfer Dietrich Bonhoeffer während des Nationalsozialismus aus dem Gefängnis vor seiner Hinrichtung aufgeschrieben hat. Sie soll Ihnen und mir immer wieder Ermutigung sein.

Von guten Mächten wunderbar geborgen,
erwarten wir getrost, was kommen mag.
Gott ist bei uns am Abend und am Morgen
und ganz gewiss an jedem neuen Tag.

Dietrich Bonhoeffer

Diese Texte kommen von Herzen und mögen zu Herzen gehen. In diesem Sinn freundliche Grüße und ein getrostes Weitergehen,
Brigitta Schröder
www.demenz-entdecken.de

Spuren im Sand

Eines Nachts hatte ich einen Traum:
Ich ging am Meer entlang mit meinem Herrn.
Vor dem dunklen Nachthimmel
erstrahlten, Streiflichtern gleich,
Bilder aus meinem Leben.
Und jedes Mal sah ich zwei Fußspuren im Sand,
meine eigene und die meines Herrn.

Als das letzte Bild an meinen Augen
vorübergezogen war, blickte ich zurück.
Ich erschrak, als ich entdeckte,
dass an vielen Stellen meines Lebensweges
nur eine Spur zu sehen war.
Und das waren gerade die schwersten
Zeiten meines Lebens.

Besorgt fragte ich den Herrn:
„Herr, als ich anfing, dir nachzufolgen,
da hast du mir versprochen,
auf allen Wegen bei mir zu sein.
Aber jetzt entdecke ich,
dass in den schwersten Zeiten meines Lebens
nur eine Spur im Sand zu sehen ist.
Warum hast du mich alleingelassen,
als ich dich am meisten brauchte?"

Da antwortete er: „Mein liebes Kind,
ich liebe dich und werde dich nie alleinlassen,
erst recht nicht in Nöten und Schwierigkeiten.
Dort, wo du nur eine Spur gesehen hast,
da habe ich dich getragen."
Margaret Fishback Powers

8. Material für Aktivitäten

Einige Mandalas zum Kopieren,
Vergrößern und Ausmalen

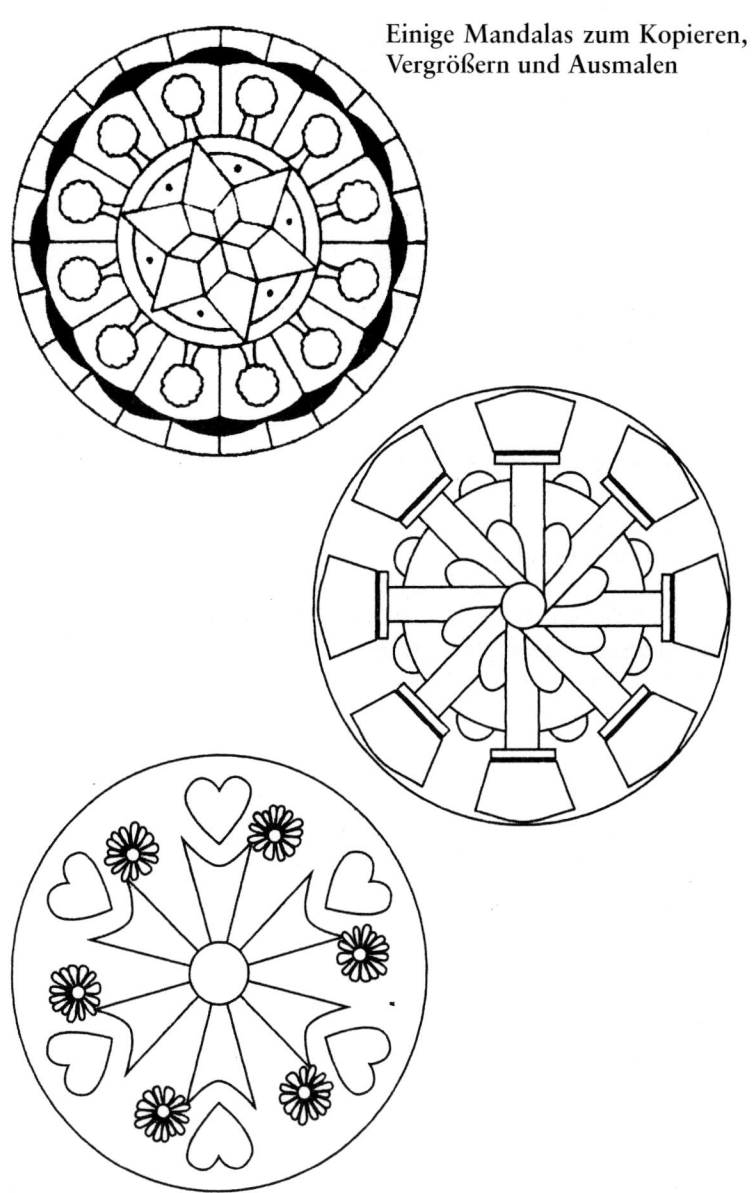

Gemeinschaftsfördernde Lieder

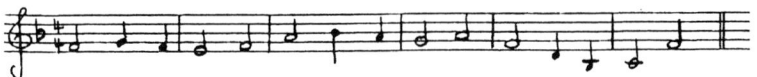

Herz-lich will- kom- men, herz- lich will- kom- men, herz-lich will- kom- men.

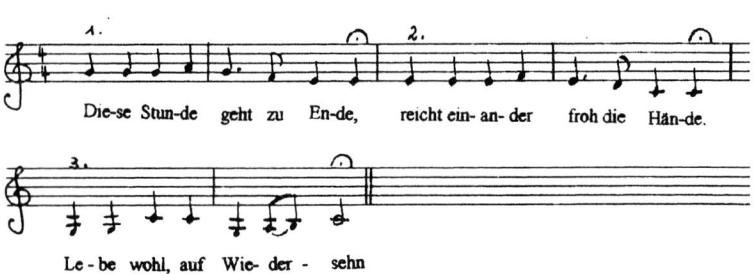

Die-se Stun-de geht zu En-de, reicht ein- an- der froh die Hän-de.

Le - be wohl, auf Wie- der - sehn

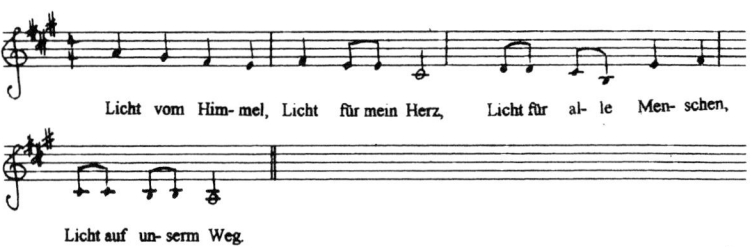

Licht vom Him- mel, Licht für mein Herz, Licht für al- le Men- schen,

Licht auf un- serm Weg.

Alle Vögel sind schon da

Das altbekannte Frühlingslied „Alle Vögel sind schon da" hat nicht nur für Menschen mit Demenz einen bedenkenswerten Inhalt. Er gibt Ermutigung, Heil und Segen und motiviert, fröhlich zu sein. Bewegungen können durch Mimik, Gestik und Tücher unterstützt werden.

Alle Vögel sind schon da,
alle Vögel, alle.
Welch ein Singen, Musiziern,
Pfeifen, Zwitschern, Tiriliern!
Frühling will nun einmarschiern,
kommt mit Sang und Schalle.

Wie sie alle lustig sind,
flink und froh sich regen!
Amsel, Drossel, Fink und Star
und die ganze Vogelschar
wünschen dir ein frohes Jahr,
lauter Heil und Segen.

Was sie uns verkünden nun,
nehmen wir zu Herzen:
Wir auch wollen lustig sein,
lustig wie die Vögelein,
hier und dort, feldaus, feldein
singen, springen, scherzen.

Text: Hoffmann von Fallersleben 1798–1874
Weise: Ernst Richter 1805–1876

Das Wandern ist des Müllers Lust

„Das Wandern ist des Müllers Lust" ist sehr beliebt, fördert das tiefe Atmen und wirkt aktivierend.

Das Wandern ist des Müllers Lust,
das Wandern ist des Müllers Lust,
das Wa - an - dern.
Das muss ein schlechter Müller sein,
dem niemals fiel das Wandern ein,
dem niemals fiel das Wandern ein,
das Wa - an - dern.
Das Wa - a - a - a - andern,
das Wa - a - a - a - andern,
das Wandern, das Wandern,
das Wa - an – dern.

Vom Wasser haben wir's gelernt,
vom Wasser haben wir's gelernt,
vom Wa - a - sser.
Das hat nicht Ruh' bei Tag und Nacht,
ist stets auf Wanderschaft bedacht,
ist stets auf Wanderschaft bedacht,
das Wa - a - sser.
Oh Wandern, Wandern, meine Lust,
Wandern, Wandern, meine Lust,
Wa - an - dern.

Herr Meister und Frau Meisterin,
lasst mich in Frieden weiterzieh'n,
lasst mich in Frieden weiterzieh'n
und wa - an - dern.
Und wa - a - a - a - andern
und wa - a - a - a - andern
und wandern, und wandern
und wa - an - dern.

Text: Wilhelm Müller (1794–1827)
Weise: Carl Friedrich Zöllner (1800–1860)

Fingerspiele

Fingerspiele verhelfen, spielerisch die Finger zu bewegen. Der Lymphdrüsenfluss wird durch Massage zwischen den Fingern besonders angeregt.

Brunnen

Der ist in den Brunnen gefallen,
der hat ihn herausgeholt,
der hat ihn nach Haus gebracht,
der hat ihn ins Bett gelegt
und der kleine Schelm, der lustige,
der hat ihn wieder aufgeweckt.

Pflaumen

Das ist der Daumen,
der schüttelt die Pflaumen,
der hebt sie auf,
der trägt sie nach Haus'
und der kleine Schelm isst sie alle auf.

Regen

Der sagt: wenn es regnet, dann gehe ich nicht raus.
Der sagt: wenn es regnet, dann bleibe ich zu Haus'.
Der sagt: wenn es regnet, das macht keinen Spaß.
Der sagt: wenn es regnet, dann werde ich nass.
Nur der Kleine kann nicht warten,
er geht mit dem Schirm in den Garten.

9. Diagnostische Tests

Der **Barthel-Index** erfasst die Aktivitäten des täglichen Lebens. Die Fähigkeiten im Bereich der Selbstpflege und Mobilität werden bewertet. Der Test ist vor allem geeignet, den Pflegeerfolg im Bereich der Selbstständigkeit von Menschen mit Demenz zu evaluieren.

Der **Mini-Mental-Status-Test** erfasst aus ärztlicher Sicht die kognitiven Fähigkeiten. Beurteilt werden zeitliche und räumliche Orientierung, Merkfähigkeit, Kurzzeitgedächtnis, Kopfrechnen, Sprach- und Textverständnis sowie das noch vorhandene Abstraktionsvermögen.

Der **Nosger-Test** ist ein standardisiertes, multidimensionales Instrument zur Einschätzung und Steuerung der professionellen Pflege. Ziel des Nosger-Tests ist das Sichtbarmachen des Pflegeerfolgs oder des Pflegemisserfolgs.

Der **Rapid-Dementia-Screening-Test** beinhaltet zwei Fragen, die der Betroffene zu beantworten hat. Zehn Gegenstände sind zu benennen, die in einem Supermarkt zu kaufen sind. Normalerweise werden mindestens zehn Dinge in einer Minute aufgezählt. Eine weitere Möglichkeit ist, eine vorgegebene Ziffer in Worte schreiben zu lassen oder Zahlen, in Worten ausgeschrieben, werden durch Ziffern ersetzt.

Der **Uhrentest** ist ein Beispiel für gebräuchliche Methoden einer genaueren Erfassung des Zustands der Betroffenen. Veränderungen in der geistigen Leistungsfähigkeit werden erkennbar. Die Aufgabe dieses Tests ist komplex. In einen vorgegebenen Kreis sind die Ziffern und eine vorgegebene Uhrzeit einzuzeichnen.

10. Therapien und ganzheitliche Methoden

Basale Stimulation

Basale Stimulation ist ein elementares, grundlegendes Angebot, das in einfachster Form vermittelt wird. Sie knüpft an vorgeburtliche und frühkindliche Erfahrungen an sowie an Reize, die dem Betroffenen vertraut sind. Es ist eine körpernahe Zuwendung.

Ziele Basaler Stimulation sind:

- Sicherheit geben
- Vertrauen schaffen
- Beziehung leben
- Wahrnehmung fördern
- Umwelt erfahrbar machen
- Körper fühlen lernen

Bewegungstherapie

Zielloses Umhergehen und auffälliger Bewegungsdrang sind Verhaltensweisen mobiler Menschen mit Demenz. Die körperliche Bewegung beinhaltet bei allen Risiken die beste Gesundheitsvorsorge. Dazu gehört der Erhalt der Muskelkraft, die bessere Belüftung der Lungen sowie die Unterstützung des Kreislaufs. Tanzen und regelmäßige Durchführung psychomotorischer Übungen wie Klatschen, Winken, Hände massieren, Gelenke bewegen sind gesundheitsfördernde und aktivierende Maßnahmen.

Tätigkeiten wie Waschen, Ankleiden und Essen sind so lange wie möglich eigenständig zu erhalten.

Biografiearbeit

Wer die Biografie einer erkrankten Person kennt, kann ihre Bedürfnisse besser entschlüsseln. Mit dem Menschen mit Demenz über Ereignisse aus seinem Leben zu reden, hilft ihm, in seiner allmählich verblassenden Identität die letzten „Erinnerungsinseln" zu bewahren. Die Kenntnis der eigenen Biografie gibt den dementen Menschen Sicherheit und stärkt ihr Selbstvertrauen.

Ergotherapie

Bei Menschen mit Demenz kann Ergotherapie in den Anfangsstadien eine Pflegebedürftigkeit verlangsamen, eine Selbstständigkeit länger erhalten und damit die Einweisung in ein Pflegeheim zumindest hinauszögern.

Ziele von Ergotherapie sind:

- Selbstständigkeit stärken
- Alltagsfähigkeiten erhalten
- Kontakte ermöglichen
- Kompetenzen spürbar machen
- Aktivitäten anregen

Kognitives Training

Kognitives Training versucht, den geistigen Zustand durch Gedächtnisübungen, Sprachspiele und andere Übungen zu verbessern und verbliebene Fähigkeiten zu nutzen. Die Übungen zielen nicht auf eine Leistungsverbesserung ab, sondern auf die Ausschöpfung der vorhandenen Ressourcen.

Kunsttherapie

Kreatives Malen entspannt, motiviert, stärkt und verbessert die kognitiven Fähigkeiten. Durch das Entstandene fühlen sich die Menschen mit Demenz nützlich und wertvoll. Sie können sich mit ihren Mitteln ausdrücken und sind bis zuletzt schöpferisch tätig. Bei dieser kreativen Therapieform steht das nichtsprachliche Geschehen im Zentrum.

Kunst ist ein Kommunikationsmittel, das auch dann funktioniert, wenn sich ein Mensch verbal nicht mitteilen kann. Oft begeben sich die Menschen, die nicht selten zuletzt in der Schulzeit einen Pinsel in der Hand hatten, auf eine Reise in das Land der Farben und Formen. Die Kunsttherapie verhindert, dass Menschen in die Phase des „Vegetierens" kommen.

Milieutherapie

Die sogenannte Milieutherapie ist auf das Umfeld, auf die Umwelt und die soziale Umgebung ausgerichtet. Sie versucht, Alltags- und

Freizeitaktivitäten zu fördern und so weit wie möglich in das normale Leben einzubinden. Zum „Milieu" gehört die Gestaltung der Räume sowie der „Akustik".

Musiktherapie

Musik ist ein idealer Zugangsweg zur emotionalen Welt von Menschen mit Demenz. Sie ist ein ebenso beruhigendes wie anregendes Handlungsinstrument. Musik gilt als der „Königsweg" zu den Menschen mit Demenz. Die Erinnerung an Liedtexte aus Kindertagen wird im gemeinsamen Singen reaktiviert.

Ziele der Musiktherapie sind, Erinnerungen zu wecken, Bedürfnisse nach Geborgenheit zu stillen und Bewegungen anzuregen.

Realitätsorientierungstraining (ROT)

ROT vermittelt dem Menschen mit Demenz „Realitätsanker". Gedächtnislücken werden mit sich wiederholenden Orts- und Zeitangaben ausgeglichen.

Selbsterhaltungstherapie (SET)

SET beinhaltet unter anderem die Arbeit mit Angehörigen und Begleitenden. Für sie werden Kunsttherapie, psychologische und medizinische Gespräche einzeln und in der Gruppe sowie Entspannungstechniken angeboten.

Snoezelen

Snoezelen ist ein „Kunstbegriff ". Er besteht aus der Kombination der niederländischen Wörter „snuffelen" (schnüffeln, schnuppern) und „doezelen" (dösen, schlummern). Beide Begriffe deuten auf ein positives Erleben hin.

Grundlagen:

- Atmosphäre angenehm gestalten
- Zeitempfinden individuell beachten
- Einfühlungsvermögen des Begleitenden voraussetzen
- Reizangebot individuell anpassen
- Beziehungen stärken

Tiertherapie

Tiere können den Kontakt zu anderen Menschen nicht ersetzen, aber sie können das Gefühl der Einsamkeit und des Verlassenseins mildern. Der Mensch mit Demenz spürt die vorbehaltlose Nähe und Zuwendung des Tieres und empfindet keine Erwartungshaltung oder Anforderung, die er nicht erfüllen kann.

Ziele der Tiertherapie sind:

- Liebe geben und nehmen
- Zärtlichkeit ermöglichen
- Freude am Tier
- Möglichkeit, Gefühle zu verbalisieren

Integrative Validation

Validation kann übersetzt werden mit den Begriffen „wertschätzen", „annehmen", „akzeptieren" und ist von Naomi Feil und später von Nicole Richard als „Integrative Validation" entwickelt worden. Im Zentrum dieser Methode steht das Bemühen, den Kranken in seinen Äußerungen, Gefühlen und Handlungen ernst zu nehmen.

Ziele der Integrativen Validation sind:

- Stärkung des Selbstwertgefühls
- Reduktion von Stress
- Verbesserung der Kommunikation
- Ausgleich von Defiziten
- Vermittlung von Geborgenheit, Zugehörigkeit, Sicherheit
- Stärkung des „Sich-zu-Hause-Fühlens"

Weitere Therapieformen

Die **Aromatherapie** und **Lichttherapie** finden immer mehr Anklang.

Logopädie ist die Behandlung von Sprach-, Sprech-, Stimm-, Schluck- oder Hörbeeinträchtigung. Diese Therapie umfasst u. a.:

- Verbesserung der Körperwahrnehmung, Körperspannung, Körperhaltung
- Erlernen einer physiologisch richtigen Atmung
- Arbeit an der Stimme und der Artikulation
- Verbesserung der Schluckbeschwerden

Das **Lachyoga**, „Lachen ohne Grund", entwickelt vom indischen Arzt Dr. Madan Kataria, findet immer mehr Interessierte und hat seine Wirkung auch in der Begleitung der Menschen mit Demenz. „Lachen trotz(t) Demenz" ist eine bedenkenswerte Formulierung.

Grundlagen des Lachyogas:

- Lachen ist die beste Medizin.
- Lachen befreit und steckt an.
- Lachen kennt keine Sprachbarrieren.
- Lachen macht stark und selbstbewusst.
- Lachen ist gesund.
- Lachen ist die Sprache des Herzens.
- Nimm das Leben mit Humor, vieles kommt Dir leichter vor.

Ein Lächeln kostet nichts und bewirkt viel,
es bereichert diejenigen, die es empfangen,
ohne die zu belasten, die es verschenken.

Es dauert nur einen Augenblick,
doch seine Wirkung ist manchmal ewig.

Niemand ist so erbärmlich, es nicht zu verdienen.
Es schafft Glück zu Hause,
es ist der sensible Ausdruck der Freundschaft,
es gibt den Entmutigten neuen Mut.

Man kann es nicht kaufen,
nicht leihen und nicht stehlen,
denn es existiert nur in dem Moment,
in dem es geschenkt wird.

Und wenn Ihr einmal einen Menschen trefft,
der kein Lächeln mehr kennt,
seid großzügig und schenkt ihm das Eure,
denn niemand braucht so dringend Euer Lächeln
wie derjenige, der es anderen nicht mehr schenken kann.

Quelle unbekannt

11. Sprichwörter und Redewendungen

Sprichwörter und Redewendungen sind vielen älteren Menschen gut vertraut und können auch in der Kommunikation mit Menschen, die an Demenz erkrankt sind, manche zuvor verschlossene Tür öffnen.

Abwarten und Tee trinken.
Adel verpflichtet.
Aller Anfang ist schwer.
Aller guten Dinge sind drei.
Alles Gute kommt von oben.
Alles hat ein Ende, nur die Wurst hat zwei.
Alles neu macht der Mai.
Alte Liebe rostet nicht.
Alte Liebe welket nicht, auch wenn es dir das Herzen bricht.
Alter schützt vor Torheit nicht.
Altes Brot ist nicht hart, kein Brot, das ist hart.
Am Abend wird der Faule fleißig.
Appetit holt man sich woanders, gegessen wird zuhause.
Arbeit bringt Brot, Faulenzen Hungersnot.
Auch der Tüchtige braucht Glück.
Auf einen schiefen Topf gehört ein schiefer Deckel.
Auf jeden Regen folgt auch Sonnenschein.
Aus den Augen, aus dem Sinn.
Aus Schaden wird man klug.
Außen hui und innen pfui.

Bäume wachsen nicht in den Himmel.
Bellende Hunde beißen nicht.
Bescheidenheit ist eine Zier, doch weiter kommt man ohne ihr.
Besser den Spatz in der Hand, als die Taube auf dem Dach.
Besser eigenes Brot als fremder Braten.
Besser einäugig als blind.
Besser eine schiefe Nase als gar keine.
Besser spät als nie.
Blinder Eifer schadet nur.
Borgen bringt Sorgen.
Buchen sollst du suchen, Eichen sollst du weichen.

Da beißt die Maus keinen Faden ab.
Da liegt der Hase im Pfeffer.
Da liegt der Hund begraben.
Das Auge ist ein Fenster in die Seele.
Das fünfte Rad am Wagen sein.
Das Hemd ist mir näher als der Rock.
Das letzte Hemd hat keine Taschen.
Das Küken will klüger sein als die Henne.
Das Kind mit dem Bade ausschütten.
Das Leben ist kein Wunschkonzert.
Das Leben ist kein Zuckerschlecken.
Das macht das Kraut auch nicht mehr fett.
Das Schicksal bestimmt dein Leben.
Das schlägt dem Fass den Boden aus.
Dem Glücklichen schlägt keine Stunde.
Den Letzten beißen die Hunde.
Den Nagel auf den Kopf treffen.
Den Seinen gibt's der Herr im Schlaf.
Den Wald vor lauter Bäumen nicht sehen.
Der Apfel fällt nicht weit vom Stamm.
Der Appetit kommt beim Essen.
Der April macht, was er will.
Der dümmste Bauer erntet die dicksten Kartoffeln.
Der erste Eindruck zählt.
Der Esel nennt sich immer zuerst.
Der Fisch stinkt vom Kopf her.
Der Gesunde weiß nicht, wie reich er ist.
Der Glaube kann Berge versetzen.
Der Klügere gibt nach.
Der Krug geht so lange zum Brunnen, bis er bricht.
Der Lauscher an der Wand hört nur die eigene Schand'.
Der Mensch denkt, Gott lenkt.
Der Mensch lebt nicht vom Brot allein.
Der Ton macht die Musik.
Der Weg zur Hölle ist mit guten Vorsätzen gepflastert.
Der Wunsch ist der Vater des Gedanken.
Der Zweck heiligt die Mittel.
Des einen Leid ist des anderen Freud'.
Des Teufels liebstes Möbelstück ist die lange Bank.
Die Axt im Hause erspart den Zimmermann.
Die Katze lässt das Mausen nicht.

Die Kuh vom Eis holen.
Die Letzten werden die Ersten sein.
Die Ratten verlassen das sinkende Schiff.
Die Schweine von heute sind die Schinken von morgen.
Die Suppe wird nicht so heiß gegessen, wie sie gekocht wird.
Die Wahrheit liegt in der Mitte.
Die Zeit heilt alle Wunden.
Doppelt genäht hält besser.
Du siehst den Wald vor lauter Bäumen nicht.
Du sollst den Tag nicht vor dem Abend loben.
Dummheit und Stolz wachsen auf demselben Holz.

Ehrlich währt am längsten.
Eigener Herd ist Goldes wert.
Eile mit Weile.
Ein Apfel am Tag hält den Doktor in Schach.
Ein blindes Huhn findet auch mal ein Korn.
Ein gebranntes Kind scheut das Feuer.
Ein jeder kehre vor seiner eigenen Tür.
Ein Lächeln ist die schönste Sprache der Welt.
Ein Narr fragt mehr, als zehn Weise beantworten können.
Ein reines Gewissen ist ein sanftes Ruhekissen.
Ein Satz mit x – das war wohl nix.
Ein Spatz in der Hand ist besser als die Taube auf dem Dach.
Ein Unglück kommt selten allein.
Ein voller Bauch studiert nicht gern.
Ein Weg entsteht, wenn man ihn geht.
Einbildung ist auch 'ne Bildung.
Eine Hand wäscht die andere.
Eine Krähe hackt der anderen kein Auge aus.
Eine Kuh macht muh, viele Kühe machen Mühe.
Eine Schwalbe macht noch keinen Sommer.
Einem geschenkten Gaul schaut man nicht ins Maul.
Einen alten Baum verpflanzt man nicht.
Einer, der schreit, hat schon verloren.
Einmal ist keinmal.
Einsicht ist der erste Weg zur Besserung.
Ende gut, alles gut.
Er gönnt ihm nicht das Schwarze unter den Fingernägeln.
Erstens kommt es anders, zweitens als man denkt.
Erst die Arbeit, dann das Vergnügen.
Es geschehen noch Zeichen und Wunder.

Es gibt kein schlechtes Wetter, es gibt nur falsche Kleidung.
Es gibt nichts Gutes, außer man tut es.
Es ist alles Jacke wie Hose.
Es ist nicht alles Gold, was glänzt.
Es ist noch kein Meister vom Himmel gefallen.
Es kommt alles wie es kommen soll. Et kütt, wie et kütt.
Essen und Trinken hält Leib und Seele zusammen.
Etwas brennt mir auf den Nägeln.

Frisch, fromm, fröhlich, frei.
Frisch gewagt ist halb gewonnen.
Früh krümmt sich, was ein Haken werden will.
Früh übt sich, was ein Meister werden will.
Fünf Minuten vor der Zeit, ist des Soldaten Pünktlichkeit.
Für jede Dummheit findet sich einer, der sie macht.
Für jeden Topf gibt es einen passenden Deckel.

Geflickte Freundschaft wird selten wieder ganz.
Gegen Dummheit ist kein Kraut gewachsen.
Gegensätze ziehen sich an.
Gehe nicht zu deinem Fürst, wenn du nicht gerufen wirst.
Geld allein macht nicht glücklich.
Gelegenheit macht Diebe.
Geteilte Freude ist doppelte Freude.
Geteiltes Leid ist halbes Leid.
Gib den kleinen Finger und man nimmt die ganze Hand.
Gleich und gleich gesellt sich gern.
Glück und Glas - wie leicht bricht das.
Gottes Mühlen mahlen langsam, aber trefflich fein.
Gott hält die Bäume auf, bevor sie in den Himmel wachsen.
Große Klappe, nichts dahinter.
Gut Ding will Weile haben.
Gut gekaut ist halb verdaut.
Guter Rat ist teuer.

Handwerk hat goldenen Boden.
Harte Schale und weicher Kern.
Heiliger St. Florian, verschon' mein Haus, zünd' andre an!
Heim und Herd sind Goldes wert.
Heute ist die beste Zeit.
Hinterher ist man schlauer.
Hochmut kommt vor dem Fall.

Holzauge, sei wachsam.
Hoffen und Harren hält manchen zum Narren.
Hunde, die bellen, beißen nicht.
Hundert Jahre und kein bisschen weise.
Hunger ist der beste Koch.

Im Dunkeln ist gut munkeln, aber nicht gut Flöhe fangen.
In der allergrößten Not, schmeckt der Käs' auch ohne Brot.
In der Kürze liegt die Würze.
In der Mitte geht man am sichersten.
In der Nacht sind alle Katzen grau.
In der Not isst der Bauer die Wurst auch ohne Brot.
In der Ruhe liegt die Kraft.
Irren ist menschlich.
Ist der Ruf erst ruiniert, lebt es sich recht ungeniert.
Ist die Katze aus dem Haus, tanzen die Mäuse auf dem Tisch.

Jedes Böhnchen gibt ein Tönchen.
Je später der Abend, desto schöner die Gäste.
Jede Münze hat zwei Seiten.
Jedem Tierchen sein Pläsierchen.
Jeder ist seines Glückes Schmied.
Jeder kehrt vor seiner eigenen Tür.
Jedes Ding hat zwei Seiten.
Jemand ein X für ein U vormachen.
Jung gefreit, früh/spät bereut.

Keine Antwort ist auch eine Antwort.
Keine Kette ist stärker als ihr schwächstes Glied.
Keine Rose ohne Dornen.
Kindermund tut Wahrheit kund.
Klappern gehört zum Handwerk.
Kleider machen Leute.
Kleine Geschenke erhalten die Freundschaft.
Kleine Kinder, kleine Sorgen. Große Kinder, große Sorgen.
Kleinvieh macht auch Mist.
Klug reden kann jeder.
Kommt Zeit, kommt Rat.

Lachen ist die beste Medizin.
Lange Rede, kurzer Sinn.
Langes Fädchen, faules Mädchen.

Leben und leben lassen.
Lehrers Kinder, Pfarrers Vieh, gedeihen selten oder nie.
Lehrjahre sind keine Herrenjahre.
Liebe geht durch den Magen.
Liebe macht blind.
Lieber ein Ende mit Schrecken als ein Schrecken ohne Ende.
Lügen haben kurze Beine.

Marmor, Stein und Eisen bricht, aber Omas Plätzchen nicht.
Man muss die Feste feiern, wie sie fallen.
Man muss die Menschen so nehmen, wie sie sind, und nicht, wie sie sein müssten.
Man muss die Suppe auslöffeln, die man sich eingebrockt hat.
Man soll das Eisen schmieden, solange es heiß ist.
Man soll den Tag nicht vor dem Abend loben.
Man wird alt wie 'ne Kuh und lernt immer noch dazu.
Messer, Gabel, Schere, Licht, sind für kleine Kinder nicht.
Mit dir ist nicht gut Kirschen essen.
Mitgegangen – Mitgefangen.
Mit Speck fängt man Mäuse.
Morgen, morgen, nur nicht heute, sagen alle faulen Leute.
Morgenstund' hat Gold im Mund.
Mühsam nährt sich das Eichhörnchen.
Müßiggang ist aller Laster Anfang.

Nach dem Essen sollst du ruhen oder tausend Schritte tun.
Nach jedem Bergauf kommt auch ein Bergab.
Neue Besen kehren gut.
Nobel geht die Welt zu Grunde.
Not macht erfinderisch.
Nur wer gegen den Strom schwimmt, kommt an die Quelle.

Ohne Fleiß kein Preis.

Pack schlägt sich, Pack verträgt sich.
Pech im Spiel, Glück in der Liebe.
Pferde lassen sich zum Wasser bringen, aber nicht zum Trinken zwingen.
Probieren geht über studieren.

Quäle nie ein Tier zum Scherz, denn es fühlt wie du den Schmerz.
Quantität ist nicht gleich Qualität.

Reden ist Silber, Schweigen ist Gold.
Reisende soll man nicht aufhalten.
Rom wurde auch nicht an einem Tag erbaut.

Sage mir, mit wem du umgehst, und ich sage dir, was du bist.
Sage nicht immer, was du weißt, aber wisse immer, was du sagst.
Säge nicht an dem Ast, auf dem du sitzt.
Schadenfreude ist die beste Freude.
Scherben bringen Glück.
Schlafende Hunde soll man nicht wecken.
Schlechten Leuten geht's immer gut.
Schlechter Umgang verdirbt gute Sitten.
Schuster, bleib bei deinem Leisten.
Selbsterkenntnis ist der erste Schritt auf dem Weg zur Besserung.
Sich selbst zu besiegen ist der schönste Sieg.
So schnell schießen die Preußen nicht.
Spare in der Zeit, dann hast du in der Not.
Steter Tropfen höhlt den Stein.
Stille Wasser sind tief.
Stillstand bedeutet Rückschritt.

Träume sind Schäume.
Trautes Heim, Glück allein.
Tritt ein, bring Glück herein.
Trocken Brot macht Wangen rot.
Tue Gutes und rede darüber.

Übermut tut selten gut.
Übung macht den Meister.
Undank ist der Welten Lohn.
Unkraut vergeht nicht.
Unter jedem Dach ein Ach.
Unverhofft kommt oft.

Vater werden ist nicht schwer, Vater sein dagegen sehr.
Viel Lärm um nichts.
Viele Köche verderben den Brei.
Viele Wege führen nach Rom.
Von der Wiege bis zur Bahre: Formulare, Formulare.
Von hinten Lyzeum, von vorne Museum.

Von nichts kommt nichts.
Vorfreude ist die schönste Freude.
Vorsicht ist die Mutter der Porzellankiste.

Was der Bauer nicht kennt, das frisst er nicht.
Was dich nicht umbringt, macht dich stark.
Was du heute kannst besorgen, das verschiebe nicht auf morgen.
Was du nicht willst, das man dir tu', das füg' auch keinem andern zu.
Was Hänschen nicht lernt, lernt Hans nimmermehr.
Was lange währt, wird endlich gut.
Was man nicht im Kopf hat, muss man in den Beinen haben.
Was sich neckt, das liebt sich.
Weder Fisch noch Fleisch.
Wem Gott gibt ein Amt, dem gibt er auch Verstand.
Weniger ist mehr.
Wenn das Wörtchen „wenn" nicht wär', wär' ich längst schon Millionär.
Wenn du glaubst, es geht nicht mehr, kommt irgendwo ein Lichtlein her.
Wenn du schnell ans Ziel willst, gehe langsam.
Wenn es am besten schmeckt, soll man aufhören.
Wenn es dem Esel zu wohl wird, geht er aufs Eis tanzen.
Wenn Zwei sich streiten, freut sich der Dritte.
Wer Anderen eine Grube gräbt, fällt selbst hinein.
Wer A sagt, muss auch B sagen.
Wer den Pfennig nicht ehrt, ist des Talers nicht wert.
Wer den Schaden hat, braucht für den Spott nicht zu sorgen.
Wer die Wahl hat, hat die Qual.
Wer nicht hören will, muss fühlen.
Wer einmal lügt, dem glaubt man nicht, und wenn er auch die Wahrheit spricht.
Wer im Glashaus sitzt, sollte nicht mit Steinen werfen.
Wer nicht kommt zur rechten Zeit, der muss sehn, was übrig bleibt.
Wer nicht wagt, der nicht gewinnt.
Wer nie sein Brot im Bette aß, weiß nicht, wie Krümel pieken.
Wer Ordnung hält, ist nur zu faul zum Suchen.
Wer rastet, der rostet.
Wer schläft, der sündigt nicht.
Wer schön sein will, muss leiden.
Wer zuerst kommt, mahlt zuerst.

Wer zuletzt lacht, lacht am besten.
Wer zu spät kommt, den bestraft das Leben.
Wess' Brot ich ess', dess' Lied ich sing'.
Wie der Herr, so's Gescherr.
Wie du mir, so ich dir.
Wie man aussieht, so wird man angesehen.
Wie man in den Wald ruft, so schallt es heraus.
Wie man sich bettet, so liegt man.
Wie's die Alten sungen, so zwitschern's auch die Jungen.
Willst du was gelten, dann mach dich selten.
Wissen ist Macht.
Wo ein Wille ist, ist auch ein Weg.
Wo gehobelt wird, da fallen Späne.
Wo kein Kläger, da kein Richter.
Wo man singet, lass dich ruhig nieder, Bösewichter haben keine Lieder.
Wo Rauch ist, da ist auch Feuer.
Wo viel Licht ist, ist auch viel Schatten.

Zuerst der Herr, dann das G'scherr.
Zusammen ist man stark.
Zweimal abgeschnitten und immer noch zu kurz, sagte der Schneider.

Quelle: www.wikiquote.org

12. Weiterbildung

Das ist ein Thema, das uns alle angeht! Das Basismodul: „Menschen mit Demenz achtsam und wertschätzend begleiten" ist eine Ergänzung zum praxisnahen Buch „Blickrichtungswechsel. Lernen mit und von Menschen mit Demenz". Ziel der Weiterbildung ist, die eigene Wahrnehmung, Selbstwertschätzung und Handlungskompetenz zu erweitern, um eine lebensfördernde, bereichernde Haltung einzuüben.

Durch Erinnerung an den Prozess des eigenen Werdens wird der Zugang zu persönlichen Gefühlen freigelegt und die Wahrnehmung und das Leben der „mich" leitenden Emotionen eingeübt.

Inhalte und Struktur des Basismoduls
Das Lernen wird angeregt durch kreative Übungen, die alle Sinne ansprechen, deren Sensibilität erweitert wird. Die eigenen Emotionen werden entfaltet und gestärkt. Das Leben wird bunter und Stress kann abnehmen.

Inhalt

Vorworte

Einleitung

Leitgedanken

5 Einheiten:

1. Spielvarianten	Spielend lernen
2. Kommunikationswege	Kommunikation persönlich gestalten
3. Berührungsformen	Berührt werden – Andere berühren
4. Kreativitätsangebote	Kreativ – Das nicht Machbare schaffen
5. Musik – Bewegung – Lachen	Wer sich bewegt, bewegt!
6. Abrundung des Moduls	Der Spur des eigenen Lernens folgen

Lernformen
Die Auseinandersetzung mit dem Inhalt des Buches „Blickrichtungswechsel. Lernen mit und von Menschen mit Demenz" wird vorausgesetzt. Zur Vertiefung wird das Basismodul „Menschen mit Demenz achtsam und wertschätzend begleiten" mit 24 Lern- und

Übungseinheiten (45 Min.) angeboten. Diese Weiterbildung kann an der VHS oder bei anderen Bildungsträgern absolviert werden.

Lernen über Internet siehe www.demenz-entdecken.de

Die Gruppengröße ist auf ca. zehn Personen beschränkt. In der Gruppe wird Gelesenes und Erlerntes durch Übungen und fachliche Inhalte vertieft und in das eigene Erleben und Handeln integriert. Dabei haben persönliche, alltagsbezogene Fragestellungen Vorrang und bewirken, eine wertschätzende Haltung gegenüber Menschen mit Demenz einzuüben.

Interessierte mit oder ohne Vorkenntnisse im Umgang mit Menschen mit Demenz sind zu dieser Weiterbildung eingeladen. Nach der Kontaktaufnahme erhalten Sie das Anmeldeformular und werden kontaktiert und individuell beraten, was zu einer verbindlichen Vereinbarung führen kann. Die Weiterbildungsplätze werden nach Eingangsdatum vergeben.

Träger der Weiterbildung

Stiftung Diakoniewerk Neumünster – Schweizerische Pflegerinnenschule
CH 8125 Zollikerberg

Kliniken Essen Mitte, vertreten durch die Geriatrische Akademie e. V.
D 45136 Essen

Kontakte für alle deutschsprachigen Länder

Seminarleitung
Marion Dobersek (Dipl.-Psychologin)
Fon (+49) (0)152 29 55 01 06
E-Mail: mariondobersek@gmx.de

Initiatorin
Autorin Brigitta Schröder
Fon (+49) (0)201-78 31 61
E-Mail: info@demenz-entdecken.de

13. Adressen

Deutschland

Alzheimer-Telefon
(+49) (0)1803 17 10 17

Deutsche Alzheimer Gesellschaft e. V.
Friedrichstraße 236,
D 10969 Berlin-Kreuzberg
Telefon (+49) (0)30 25 93 79 50
E-Mail: info@deutsche-alzheimer.de
Internet: www.deutsche-alzheimer.de

Österreich

Österreichische Alzheimer Gesellschaft
Medizinische Universität Graz, MUG
Auenbruggerplatz 22,
A 8036 Graz
Fon (+43) (0)316 385 3397
E-Mail: reinhold.schmidt@meduni-graz.at
Internet: www.alzheimer-gesellschaft.at

Alzheimer Selbsthilfegruppe
Obere Augartenstrasse 26–28
A 1020 Wien
Fon (+43) (1) 332 51 66
E-Mail: alzheimeraustria@aon.at

Schweiz

Alzheimer-Telefon
(+41) (0)24 426 06 06

Schweizerische Alzheimervereinigung
Rue des Pêcheurs 8 E
CH 1400 Yverdon-les-Bains
Fon (+41) (0)24 42 62 000
E-Mail: info@alz.ch
Internet: www.alz.ch

Wichtige Web-Links

Aktion Demenz e. V. – Gemeinsam für ein besseres Leben mit Demenz
www.aktion-demenz.de

Demenz Support Stuttgart gGmbH
(Zentrum für Informationstransfer zwischen Wissenschaft und Praxis)
www.demenz-support.de

Deutsche Alzheimer Stiftung
(zur Unterstützung der Arbeit der DAlzG)
www.deutsche-alzheimer-stiftung.de

Deutsche Expertengruppe Dementenbetreuung e. V.
www.demenz-ded.de

Deutsche Gesellschaft für Gerontopsychiatrie und -psychotherapie e. V.
(DGGPP)
www.dggpp.de

14. Ein letzter Denkanstoß

Manfred Lütz schreibt in seinem Buch
„Irre! Wir behandeln die Falschen. Unser Problem sind die Normalen"
auf Seite 97 Folgendes:

> *Die Demenzkranken können viel angenehmere Menschen sein
> als die Normalen. Sie wollen einen nie übers Ohr hauen, sie
> lügen nie, denn wenn sie die Unwahrheit sagen, sagen sie es
> nie mit böser Absicht. Sie sind nicht nachtragend. Man fühlt
> sich nie gedrängt, sich irgendwie zu produzieren, denn für sie
> gilt allein die menschliche Gegenwart.*

Ich füge hinzu:

Ich lerne sehr viel von den Menschen mit Demenz.
Sie sind ein Geschenk für unsere Gesellschaft, denn sie
sprechen unsere verkümmerte Gefühlsebene an und sind frei
von Manipulationen und allem Materiellen.

15.   Literatur zum Weiterlesen

Baer, Udo: Innenwelten der Demenz. Affenkönig Verlag 2007
Baer, Udo/Schott, Gabi: Das Herz wird nicht dement. Affenkönig Verlag 2009
Dörner, Karl u. a.: Irren ist menschlich. Lehrbuch der Psychiatrie und Psychotherapie. 21. Auflage. Psychiatrie Verlag 2010
Eglin, Anemoe (Hrsg.) Tragendes entdecken. TVZ Theologischer Verlag 2008
Geiger, Arno: Der alte König in seinem Exil. Carl Hanser Verlag 2011
Grond, Erich: Die Pflege verwirrter alter Menschen. Lambertus Verlag 1996
Grün, Anselm: Selbstwert entwickeln. Kreuz Verlag 2009
Hesse, Hermann: Mit der Reife wird man immer jünger. Betrachtungen und Gedichte über das Alter. 11. Auflage. Insel Verlag 2002
Krenn, Stephanie: Und mein Herz singt. Hieros-Verlag 1998
Krenn, Stephanie: Das Herz übersteigt unser Herz. Hieros-Verlag 2002
Küpper, Astrid: Erwecke den Clown in dir. Vier-Türmer-Verlag 2010
Lütz, Manfred: 2009 Irre! Wir behandeln die Falschen. Unser Problem sind die Normalen. 2010
Mettler von Meiborn, Barbara: Gelebte Wertschätzung. Kösel Verlag 2007
Pouyet, Maec: Ideenbuch Landart. AT Verlag 2009
Rohra, Helga: Aus dem Schatten treten. Warum ich mich für unsere Rechte als Demenzbetroffene einsetze. Mabuse-Verlag 2011
Rüegger, Heinz: Alter(n) als Herausforderung. Gerontologisch-ethische Perspektiven. TVZ Theologischer Verlag 2009
Stolze, Cornelia: Vergiss Alzheimer. Die Wahrheit über eine Krankheit, die keine ist. Kiepenheuer & Witsch 2011
Schützendorf, Erich/Wallrafen-Dreisow, Helmuth: In Ruhe verrückt werden dürfen. Für ein anderes Denken in der Altenpflege. Fischer Verlag 1991
Thich Naht, Hanh: Lächle deinem eignen Herzen zu. Wege zu einem achtsamen Leben. 2. Auflage. Herder 2009
Whitehouse, Peter J./Daniel, George: Mythos Alzheimer. Was Sie schon immer über Alzheimer wissen wollten, Ihnen aber nicht gesagt wurde. Huber Verlag 2009

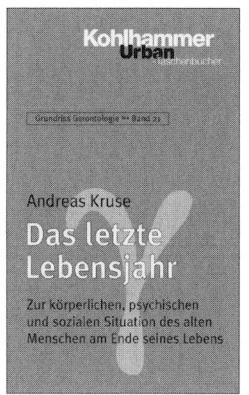

2006. 274 Seiten mit 9 Abb. und 17 Tab. Kart.

€ 19,80

ISBN 978-3-17-018066-6

Urban-Taschenbücher, Band 771
Grundriss Gerontologie, Band 21

Andreas Kruse

Das letzte Lebensjahr

Zur körperlichen, psychischen und sozialen Situation des alten Menschen am Ende seines Lebens

In diesem Werk wird das letzte Lebensjahr alter Menschen vor dem Hintergrund ihrer körperlichen, psychischen und sozialen Situation systematisch dargestellt. Dabei verfolgt der Autor einen ganzheitlichen Ansatz: Es finden sich einerseits Aussagen zur Endlichkeit des Menschen sowie zu Fragen der Palliativmedizin und Palliativpflege, andererseits werden vielfältige Themenfelder wie z.b. aktive Lebensführung, Kompetenz und Variabilität individueller Entwicklungsverläufe bei hochbetagten Menschen diskutiert. Auch die aktuellen und künftigen Anforderungen an die ambulante und stationäre Altenhilfe werden erörtert.

Prof. Dr. Andreas Kruse ist Direktor des Instituts für Gerontologie an der Universität Heidelberg.

▶ **www.kohlhammer.de**

W. Kohlhammer GmbH · 70549 Stuttgart
Tel. 0711/7863 - 7280 · Fax 0711/7863 - 8430

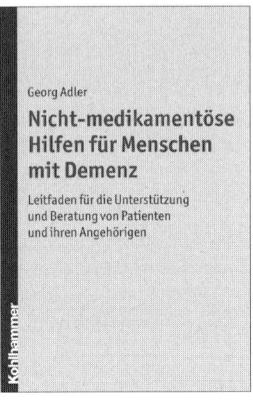

Georg Adler
Nicht-medikamentöse Hilfen für Menschen mit Demenz
Leitfaden für die Unterstützung und Beratung von Patienten und ihren Angehörigen

2011. 184 Seiten mit 15 Abb. und 26 Tab. Kart.
€ 29,90
ISBN 978-3-17-021457-6

Georg Adler

Nicht-medikamentöse Hilfen für Menschen mit Demenz

Leitfaden für die Unterstützung und Beratung von Patienten und ihre Angehörigen

Eine Heilung der Demenz ist bislang nicht möglich, der Erkrankungsverlauf kann durch Medikamente lediglich verzögert werden. Besonders wichtig sind daher nicht-medikamentöse Verfahren, die Patienten und Angehörigen das Leben mit der Erkrankung erleichtern. Dieser kompakte und praxisorientierte Leitfaden bietet einen Überblick über nicht-medikamentöse Hilfen und Therapien, z. B. bei der Bewältigung der Diagnose, im Umgang mit Verhaltensstörungen, zum Gedächtnistraining und zur Entlastung der Angehörigen. Zu jedem Themenbereich wird der Stand der Forschung zusammengefasst und ein klarer Praxisbezug hergestellt.

Prof. Dr. med. Georg Adler, Psychiater und Psychotherapeut, Leiter des Instituts für Studien zur Psychischen Gesundheit (ISPG) Mannheim sowie niedergelassen in eigener Praxis. Mitglied des Vorstands der DGGPP und der DAGPP.

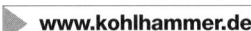 **www.kohlhammer.de**

W. Kohlhammer GmbH · 70549 Stuttgart
Tel. 0711/7863 - 7280 · Fax 0711/7863 - 8430